李克绍 著

李克绍伤寒百问

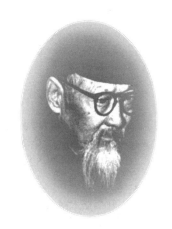

李克绍
医学全集

U0129897

中国健康传媒集团
中国医药科技出版社

内 容 提 要

本书力求用关于《伤寒论》101 个问题抛砖引玉，以答案为指导思想，启发读者广开思路，发挥主观能动性，既能发现问题，又能独立解决问题。全书语言流畅、行文严谨，分析全面而深刻，充分体现了李克绍的伤寒大家的水平。本书适合中医临床者、广大中医院校师生及中医爱好者阅读。

图书在版编目（CIP）数据

李克绍伤寒百问 / 李克绍著 . — 北京：中国医药科技出版社，2018.5
（李克绍医学全集）
ISBN 978-7-5214-0058-8

Ⅰ . ①李… Ⅱ . ①李… Ⅲ . ①《伤寒论》—研究 Ⅳ . ① R222.29

中国版本图书馆 CIP 数据核字（2018）第 049495 号

美术编辑 陈君杞
版式设计 也 在

出版 **中国健康传媒集团** │ 中国医药科技出版社
地址 北京市海淀区文慧园北路甲 22 号
邮编 100082
电话 发行：010—62227427 邮购：010—62236938
网址 www.cmstp.com
规格 710×1000mm $\frac{1}{16}$
印张 4 $\frac{1}{2}$
字数 45 千字
版次 2018 年 5 月第 1 版
印次 2019 年 5 月第 2 次印刷
印刷 三河市万龙印装有限公司
经销 全国各地新华书店
书号 ISBN 978-7-5214-0058-8
定价 22.00 元

获取新书信息、投稿、为图书纠错，请扫码联系我们。

行醫座右銘

處方猶兵律，立意在精詳，用藥如用兵，機勿輕發。博學之，審問之，慎思之，明辨之。熟斯數語，臨床庶幾，可以無大過矣。

李克紹 一九八〇年十月

再版前言

　　我的父亲李克绍先生，字君复，晚号齐东蟄叟，山东牟平人。生于1910年，卒于1996年，享年86岁，是著名的中医学者、伤寒论学家。父亲自20世纪50年代起，任教于山东中医药大学（原山东中医学院），为山东中医药大学教授，全国仲景学说委员会顾问，全国首批中医专业硕士研究生导师，生前享受国务院政府特殊津贴。

　　早年做小学教员的父亲，靠深厚的国学根基，自学中医，终成一代大师。他一生博览群书，自到高校任教后，又对《伤寒论》进行了深入、系统的研究，并提出了他个人鲜明的学术观点，解惑了《伤寒论》研究史上许多重大疑难问题，对《伤寒论》的理论价值和临床价值都有所开拓。他说："勤求古训，博采众方，是张仲景的学习方法，也是学习张仲景的方法。"确实是这样，父亲的一生是读书的一生，学习的一生，又是勤于写作的一生。父亲生前发表了大量的学术论著，主要有：《伤寒论讲义》《金匮要略浅释》《伤寒论语释》《伤寒解惑论》《伤寒串讲》《伤寒百问》《胃肠病漫话》以及重要的学术论文 20 余篇。这些著述问世以来，深受广大中医学者的欢迎，有的书曾重印多次，仍然脱销，一书难求。为此，经与中国医药科技出版社商议，为满足中医学者的要求，将父亲一生著述以全集形式，再次修订出版。其中，《伤寒论讲义》《伤寒解惑论》《胃肠病漫话》《医论医话》《医案讲习录》《中药讲习手记》仍然单册再印；将《伤寒串讲释疑》分为《伤寒串讲》《伤寒百问》，首次以单本形式出版。

这些即将修订出版的文字，记录了父亲的学术思想，是他留给后人的宝贵财富。我想，此次父亲著作的修订出版，必将使他的学术思想进一步发扬光大，为更多的人所熟知，也为他学术思想的研究者提供了方便的条件。同时，这也是对父亲最好的缅怀与纪念。

李树沛

2017 年 12 月 17 日

前　言

　　我们在《伤寒论》教学中，为了把学习引向深入，经常出一些思考题。近几年来，社会上广大《伤寒论》读者，也常来信提出一些问题。我们将这些问题中较为有价值的，搜集起来作了解答，共得百余题，名之曰"伤寒百问"。

　　有人说，"百问"，太少了吧？是的，要学好《伤寒论》并非容易，即使二百问、三百问，乃至千问，恐怕也问不完。但是我们有这样一个想法：我们的答案，并不在于答案的具体内容，而是以答案为模式，启发读者自己研究问题和解答问题。譬如百问中，有的问题是由于不了解古汉语的语法和名词术语的涵义而造成的，我们就从文字结构和名词术语的涵义上作说明；有的是读过若干家不同的注解，多歧反惑造成的，我们就针对旧注加以分析和批判；有的是缺乏临床体会造成的，我们就结合临床，予以解答。总之，答案的指导思想，不在于具体内容，而在于启发读者广开思路，发挥主观能动性，既能发现问题，又能独立解决问题。

　　我们希望如此，但是否如愿，尚望读者验证。

李克绍

1985 年 1 月

李克绍
伤寒百问

目 录①

①《百问》中有一部分提问，文字太长，本目录将这样的提问，在文字上做了适当压
缩，但不影响其提问的内容与重点，因此，目录与正文中的提问，有的并不一致，
读者在据此目录找答案时，只查对问题的序号即可。

李克绍医学全集

李克绍医学全集

一、《伤寒论》所论的伤寒，是广义的还是狭义的?

答： 这里只就书名来提醒一下。《伤寒论》本来叫作《伤寒杂病论》，"伤寒"指的是外感，"杂病"指的是内伤，人体发病也不外乎外感病和内伤病这两大类。后经王叔和整理，才把"伤寒"和"杂病"分了家，"伤寒"部分叫作《伤寒论》，"杂病"部分叫作《金匮要略》。通俗一点讲，《伤寒论》就是"外感专论"，《金匮要略》就是"简要内科学"。《伤寒论》当初和杂病都合为一书，岂有反把外感病中属于伤寒之一的温病抛弃在外的道理? 人们之所以直到现在还喋喋不休地对《伤寒论》作广义、狭义之争，是因为用《伤寒论》方治温病，有时不如温病诸方较为理想的缘故。但这是学术发展的结果，不能因此就认为《伤寒论》不包括温病，因为任何一门科学，随着时代的发展，理论的提高，分科都是不可避免的。

二、怎样理解《伤寒论》中的邪与正?

答： 中医有句话说："言正以识邪。"这说明邪与正，既有区别，又有联系。这种思想在《伤寒论》中更为突出。譬如太阳中风的发热，12 条称之为"阳浮"，而 95 条却叫作"邪风"。柴胡证的胁下满，148 条认为是"阳微结"，而 97 条则说"邪气因入，与正气相搏，结于胁下"。又如我们常称伤寒表证为邪在表，而《伤寒论》中之"阳气怫郁在表""阳气怫郁不得越"，实质就是说的表未解。由此可见，所谓"邪"，实质是脏腑气血的病理性改变。就是说，生理范围内脏腑气血活动，属于正，反之，脏腑气血活动异常，有害于健康，就属于邪。所以内热不足，称为里寒，里寒属于正虚。体热过甚，称为阳亢，阳亢就是邪盛。推广言之，机体的一切物质，也是如此，譬如气血水液，代谢运行正常，就是卫气、津液、荣阴、荣血，属于正，如果停蓄、瘀滞，就是蓄水、痰饮、蓄血、瘀血，就不属于正而属于邪。

可是正常为什么变为异常？就是说，正为什么变为邪？还必有其原因。在《伤寒论》中引起正气异常的原因，大都是风和寒，但是要辨别究竟是风邪，还是寒邪，还须以症状为依据，而症状的出现，就是正常生理起了病理变化。譬如以太阳病来说，发热、恶风、自汗就是中风，发热、恶寒、无汗就是伤寒。认邪不在病因，而在太阳荣卫的变化，这就是太阳提纲（六经提纲同）为什么不说"风之为病"或"寒之为病"，而说"太阳之为病"的精神所在。"太阳之为病"，提示我们太阳的正常生理功能起了病理变化。"之为"是太阳之所为，这就提示医生，要根据正气的变化去认识邪，并用药物去调理太阳。调理好了太阳，使太阳正气从病态转为正常，就等于是消除了风寒外邪。推广言之，治疗任何一经病，也都是如此。这就可以看出，根据症状去选方用药，不需要实验室检查，不是选什么杀菌药、消毒药，而是采用汗、吐、下、和、温、清、消、补等法去调整六经，也会取得很好的治疗效果，这就证明：邪与正既有区别，又有联系。撇开正去孤立地认识邪，在中医是不可能的。

三、怎样理解《伤寒论》中三阴三阳的涵义？

答：三阴三阳在《内经》中主要有两种涵义，就像张景岳所说："六经之分太少，以微甚言，分一二三，是以六气之次第言。"在《伤寒论》中，六经称太、少，不称之一、二、三，并且以阴阳之微甚作三阴三阳生理与病理的解释又最为恰当（如太阳为巨阳，阳明为盛阳……厥阴为阴尽阳生等），所以，《伤寒论》之分为三阴三阳，正如《素问·天元纪大论》所说："阴阳之气，各有多少，故曰三阴三阳也。"

四、表证是否就是太阳病？

答：表证和太阳病是两个不同的概念，表证是肤表荣卫不和的反应，其症状为发热、恶寒、脉浮或体痛等，这虽然也是太阳病的必有症状，但若仅就发热、恶寒来说，也常是阳明病和少阳病初得病时的共同症状。论中说："病有发热恶寒者，发于阳也。"就是说，发热、恶寒这样的表证，是伤寒三阳初发病时所共有。发热、恶寒这样的表证，不但见于伤寒三阳病，也常见于一些内科杂病。譬如肠痈、肺痈等病的初期，也常首先影响到肤表的荣卫而出现发热、恶寒。因此，仅凭表证不能确定病位，也就不是病名。

至于太阳病，它的病位就在肤表，当然也必有表证，但在表证的同时，还有"头项强痛"这一太阳病所特有的症状，这就不仅仅是表证，而且也是太阳病。

总而言之，"证"，是许多脉证的组合，"病"是病名，一个病的不同时期，可以出现各不相同的证，而同样的证，又可能是不同疾病在某一时期的共同反映。因此，一见到发热、恶寒就认为是太阳病，这是不对的。

五、"阳明居中主土，万物所归，无所复传"，是什么意思？

答：因为太阳病可以转属阳明，少阳病"发汗则谵语，此属胃"，伤寒系在太阴，至七八日大便硬为属阳明。其余如少阴病下利，手足自温者能自愈或可治，厥阴病欲得食其病为愈，虽说这不是阳明病，但也是通过胃气恢复才能自愈而不再发展。因此说"阳明居中主土，万物所归"。至于"无所复传"，是说热入阳明，即不再传它经。据此可知，旧注有所谓阳明病传少阳的传经之说，是不符合张仲景原意的。

六、阳明中寒是不是太阴病？

答：阳明中寒证是指胃阳不足，化热迟缓，化燥费力所出现的一些极不典型的阳明病。如大便不能成硬，却溏硬混杂而成"固瘕"（191条），蒸不出汗来，却身痒"如虫行皮中状"（196条），虽然腹满，却燥气不足，湿气有余，湿与热合，欲作"谷疸"（195条），甚至胃寒生浊，"食谷欲吐"（243条）或水饮上犯，或呕或咳，头痛、手足厥（197条）。但也有阳气渐积渐盛，迫邪外出，"奄然发狂，濈然汗出而解者"（192条），这些症状，都未出现吐利，而且病位又都在于胃，所以不是太阴病而称阳明中寒。

七、口苦咽干是否就是少阳病？

答：不能简单地一见到口苦咽干就叫少阳病，就像不能把发热恶寒都说成太阳病一样。同是口苦咽干，在目眩的情况下，才是少阳病，而在腹满的情况下，则是阳明病。因为口苦咽干有属胃热、属胆火的不同，所以其临床表现也并不相同。少阳病的口苦咽干，只是少火被郁，所以舌苔并无明显的变化，而阳明病的口苦咽干，是胃家实热的反映，必苔黄厚腻（譬如阳明中风就是这样）。二者一望即可鉴别。

八、霍乱是不是太阴病？

答： 太阴病是脾阳不足，凡平素脾胃健康的人，不会得太阴病。而霍乱是胃肠功能紊乱，不论平素脾胃健康如何，都可能患霍乱病。另一方面，太阴病在发病之前，往往先有几天倦怠、纳少等前期症状，而霍乱发病急骤，没有前期症状，常是突然发作。还有，太阴病的病势缓慢，不会骤然恶化，不病久入少阴，便无死证；而霍乱病势急剧，吐、利会一日数十次，或近百次，能迅速出现脱水、转筋等危急症状，若不及时抢救，就有死亡的危险，但若抢救得法，也会迅速痊愈，比太阴病好转得更快。

由于上述的不同，古人有将太阴病归属于脾胃虚寒，而将霍乱病归属于三焦水道紊乱的，颇有道理。因此，霍乱病和太阴病，无论病理、症状，都是绝不相同的两种病，把二者混为一谈或合入一篇是错误的。

九、合病和并病是什么意思，可不可以叫作两感？

答： 两经同时受病，同时又出现两经的症状，这两经的症状不分先后，也不分主次，叫作两感。"两感"这一名词，见于《内经·热论》，在《伤寒论》中没有这一名词。有人把论中的"合病""并病"看作是两感，这是不妥的。兹说明如下：

合病虽然也是不分先后同时出现两经病的症状，但它并非两经同时受病，而是一经病为主，同时又影响到别经而出现别经的症状。例如太阳阳明合病，出现下利或呕，就是由于太阳表邪郁闭过重，胃中津液不能正常宣泄畅达而致成的。它好像西医学术语的某病并发某证。合病既然有主有次，就不同于两感。

并病虽然也是两经病，但它不是同时出现，而是有先有后，实质是先发病的一经症状尚未消失，而另一经的症状接着出现。后一经病实质是前一经的继发病，所以也不是两感。

十、189条，既发热恶寒，又口苦咽干，腹满微喘，为什么不叫三阳合病，却叫阳明中风呢？

答：有些注家一见到发热恶寒，就叫太阳病，一见到口苦咽干，就叫少阳病，因此，把本条说成是三阳合病。其实本条的发热恶寒是阳明表证，口苦咽干，是阳明化热化燥，腹满微喘是阳明入腑。如果把本条和221条结合起来，就可以看出阳明中风发展的大体进程：本条是口苦咽干，221条为咽燥口苦，本条是腹满微喘，221条是腹满而喘，从发热恶寒到汗出恶热，从"微喘"到"而喘"，始终都在阳明一经，它既不是合病的一经为主同时波及它经，也不像并病那样，可以按阶段分成两经病，它是阳明风热由表及里以化热化燥的形式进行着，所以叫阳明中风。

十一、葛根芩连汤证可不可以叫作"太阳阳明合病自下利"者？

答：不能叫作太阳阳明合病。第一，因为葛根芩连汤证的下利，不是太阳表邪郁闭的结果。第二，太阳阳明合病的下利，既非酸臭黏秽的热利，也非水谷清澈的寒利，只是少量的水液不能上输外达，下趋大肠而作利，而葛根芩连汤则是治热利的。

十二、146条"发热微恶寒，支节烦痛"是太阳病，"微呕，心下支结"是少阳病，治用桂枝汤加小柴胡汤的复方，为什么不叫太少合病，而只说"伤寒六七日"？

答：从这一条就可以看出，把柴胡证混同于少阳病是错误的。"微呕，心下支结"，这是柴胡证，病位是在少阳的半表半里，但和少阳提纲的少阳病不同。论中凡称少阳病的条文，包括与少阳的合病并病在内，都有口苦、咽干、目眩这几个症状，都禁汗、禁吐、禁下。而往来寒热、胸胁苦满、呕而发热等，则称柴胡证。柴胡证如兼太阳病，则可以小柴胡汤加桂枝汗之，兼阳明则可以柴胡加芒硝汤下之，都不像少阳病那样，禁汗禁下十分严格。而且柴胡证即使误汗误下，除可能变结胸、成痞硬诸变证以外，还可能柴胡证仍在，而不会像少阳病误用汗吐下那样，出现"胃不和、谵语、脉弦"或"悸而惊"等变证。因此，读《伤寒论》不要把外邪入于半表半里的柴胡证，混同于少火被郁的少阳病。

十三、麻黄附子细辛汤证是否太少合病或太少两感？

答： 论中麻黄附子细辛汤条（301条），标明是"少阴病"，不叫太少合病；太阳病本当发热，而本条称"反发热"，这证明不是太阳病；说"始得之"，意味着过此初期，热即消失，也不同于太阳病。尤其是"脉沉"，这是少阴病的本脉。所以，本条是少阴表证，而不当称之为太少合病。

把本条说成是太少两感，也不妥当。因为太少两感这个词，来源于《素问·热论》，原文是"两感于寒者，病一日则巨阳与少阴俱病，则头痛口干而烦满"，而本条没有头痛，也不是口干烦满，与《内经》的太少两感不是一回事。如果说这是后世注家对于"两感"的新发挥，那也只好留待广大读者去评论了。

十四、48 条的二阳并病，"当汗不汗，其人躁烦，不知痛处，乍在腹中，乍在四肢，按之不可得，其人短气但坐"，脉涩，当以何方更发其汗？

答： 可用大青龙汤。因为不知痛处，又乍在腹中，乍在四肢，和 39 条的"身不痛但重，乍有轻时"，都是荣卫滞涩，时通时阻，病理有相同之处。"脉涩"，应当是涩而有力，也和"伤寒脉浮缓"的迟缓有力相似。再加上"当汗不汗，其人躁烦"，这就包括了 38、39 两条大青龙汤的主证在内，所以应当用大青龙汤更发汗则愈。

十五、张仲景把 38 条脉浮紧的大青龙汤证称为"太阳中风"，把 39 条脉浮缓的大青龙汤证称为"伤寒"，有的注家说这是张仲景有意识地名词互用，示人以辨证为主，不要在名词上作纠缠，是这样的吗？

答： "名词互用"也就是"名词乱用"，名不正则言不顺，张仲景恐怕不会这样糊涂吧！按张仲景划分"伤寒"和"中风"这两个名词的原则，可以归纳成两类：一是取义于风性疏泄，寒性凝敛。例如太阳病表虚有汗者，名为中风，表实无汗者，名为伤寒。二是取义于风属阳邪，寒属阴邪。例如，无论哪一经病，都是对比其出现的症状，属于阳邪者名为中风，属于阴邪者名为伤寒。前者只适用于划分太阳表证，后者则广泛应用于伤寒所有的六经，也包括一些杂病。譬如阳明病，能食者为阳邪，名中风，不能食者，相对为阴邪，就算"中寒"。少阳病，目赤、胸中满而烦者，为中风；仅头痛发热，目不赤，不烦满者，对比前者为阴邪，就叫伤寒。太阴病，四肢烦痛，属阳邪，为中风；四肢不烦痛者，相对为阴邪，即名伤寒。由于那时还没有"热化证""寒化证"这样的名词，所以少阴病和厥阴病都是以"热化证"名中风，"寒化证"名伤寒。又如《金匮要略·五脏风寒积聚病脉证并治》中的五脏中风、中寒，也都是根据其所出现的症状，凡属热者都名中风，属寒者都名中寒。这也可看出，我们现在所说的寒热辨证，仲景那时叫作风寒辨证。根据这一原则，"不汗出而烦躁者"属阳邪，名为中风，"身不痛但重者"，对比前者不烦躁，为阴邪，名伤寒，就无可非议了。

十六、大青龙汤证之"脉浮紧""不汗出而烦躁"，与"脉微弱""汗出恶风"，毫无共同之处，为什么条文中还郑重提出"若脉微弱，汗出恶风者，不可服之"？

答：由于 38 条大青龙汤的主症是"不汗出而烦躁"，但又怕人们忽视了这个不汗出而烦躁是表邪郁闭过重所引起，所以又提示"若脉微弱"，那样情况下的不汗出而烦躁，不属于表邪所致，就不可用大青龙汤。又因为本条之所以名为"太阳中风"，是取义于烦躁为阳邪，与第 2 条之"自汗恶风"取义于风性疏泄之中风不同，避免名称相同而引起医疗错误，才又指出"汗出恶风"那样的中风，不可服之。这就证明，本条和 39 条，一称中风，一称伤寒，张仲景是有其定名标准的，有人解释为一是风中兼寒，一是寒中兼风，或者说这是张仲景名词互用，都是没有根据的。

十七、39 条的大青龙汤证指出"乍有轻时""无少阴证者"，有什么意义？

答：本条大青龙汤的主症是以"身重"为主，不是以烦躁为主，而身重一症也常见于阳明病或少阴病，为了互相鉴别，才提出"乍有轻时，无少阴证"者。

无汗表实的太阳伤寒，初得时是脉浮紧，身疼痛，但不及时治疗，外邪由孙络入于较大的经络，使荣卫更加滞涩，脉就会由浮紧变为浮缓，症就会由身痛变为身重。浮缓是迟缓有力，身重是拘束不堪，毫不灵活，但这又给临床诊断带来困难，所以又提出"乍有轻时"和"无少阴证者"，以便同阳明病、少阴病作鉴别。因为阳明病的身重，是热在肌肉，是沉重的感觉，少阴病的身重，是由于阳虚或湿盛，是全身倦懒，而且两者都是持续性的。至于大青龙证的身重，由于外邪束表，是周身拘束不堪，不轻巧，不灵活，都与"沉重""倦懒"不同。不但如此，而且由于邪尚在表，所以能随太阳气旺之时（如巳至未上），而乍有轻时。这样，排除了阳明和少阴，就证明病邪仍在太阳。

十八、27 条既然说"脉微弱者，此无阳也，不可发汗"，为什么还要用桂枝二越婢一汤？

答： 对于本条的解释，大多数读者都同意章虚谷的说法，把末句移在"不可发汗"之前。即："发热恶寒，热多寒少，宜桂枝二越婢一汤。若脉微弱者，此无阳也，不可发汗。"这样一改动，虽然可以讲得过去，但显然是强为割裂，未必符合本论原意。正如吴人驹所说，既然热多，岂能无阳？吴氏认为，本条所谓"脉微弱"，"微"是副词，"微弱"即稍弱，是脉象比浮紧稍弱，不是真弱。所谓"无阳"，是表邪不重，是对比阳气重的壮热而为无阳，不是阳虚阳衰，所以宜桂枝二越婢一汤。吴氏这一说法既不需要改动原文，又符合临床。

至于"不可发汗"一句，则勿须解释，因为《伤寒论》中凡称"发汗"，都是指的服麻黄汤、桂枝汤等辛温之剂后需要温覆取汗者而言，而桂枝二越婢一汤是辛凉解表轻剂，服后听其自然，不需温覆，也没有必要见到汗出，不属于《伤寒论》中发汗的方剂。

十九、34 条"太阳病，桂枝证，医反下之，利遂不止，脉促者，表未解也，喘而汗出者，葛根黄芩黄连汤主之。"注家有将本条分为两段的，认为"表未解也"以上为前段，应予桂枝汤解表，"喘而汗出者"以下才是葛根芩连汤证。也有认为本条都是葛根芩连汤证，不应分为两段的，哪一种说法为是？

答："表未解"是对促脉的脉理解释，这是随文随注，应作夹注看，并非到此就作为一段落。只有把"表未解"看作是注文，才能把"利遂不止""脉促""喘而汗出"等症构成表邪未解并兼热利的葛根芩连汤证。如果把本条截成两段，使"利遂不止"与下文无关，那么这个"利遂不止"是热利还是寒利？如果是热利，则和酒客不喜甘一样，是不宜用辛温的桂枝汤解表的。如果是寒利，又当先温里后解表，也不能用桂枝汤。所以只有热利又脉促表不解，才能适用解表兼清里的葛根黄芩黄连汤。

由于 21 条有"脉促胸满者，桂枝去芍汤主之"的提示，所以注者一见到脉促就想起桂枝汤，因而把本条截为两段，却不知热利兼脉促时，解表宜甘凉的葛根，而不宜辛温的桂枝。

二十、139 条"未止者，四日复下之，此作协热利也。"《医宗金鉴》认为"复下之"应是"复下利"，并说，"上文利未止，岂有复下之理乎？"柯韵伯则认为"下"是攻下，他说："医以心下结为病未尽，而复下之。"究竟哪一种说法为是？

答：从临床来看，两者都有理由。但是从行文的语法来看，如果是"未止者四日复下利"，那么，"未止"本来就是利未止，如何又说"复下利"？显然文气不顺，故当以柯说为是。

二十一、207 条"阳明病，不吐不下心烦者"，不吐不下，成注认为是未经吐下，尤在泾认为是自觉症状，即想吐又吐不出，想泻又泻不下。两种解释，哪一种说法为是？

答：前者以未经吐下来断定应予调胃承气汤，这已脱离了辨证。譬如 123 条"先此时自极吐下者，可与调胃承气汤，若不尔者，不可与"，就是在已经吐下之后而采用调胃承气汤的。何况将"不"解作"未"，亦颇牵强。后者则提示肠胃有郁滞，比较合理。但欲吐不吐，欲下不下，也有不属阳明承气证的，如栀子证的心中懊恼，和少阴病的欲吐不吐，其病理都不是胃家实。因此，本条的重点是在"阳明病"三字。由阳明病所导致的心烦，不想吐不想下的当用调胃承气汤，想吐想下而仍不吐不下的，也当用调胃承气汤。

二十二、"腹满不减，减不足言"，述证过于简单，能用大承气汤吗？

答： 这条是紧接在三急下证之后提出来的，是说三急下证用大承气汤攻下之后，如果腹满不减，或减不足言，就仍当继续用大承气汤一攻再攻，不可迟疑误事。正如柯韵伯所说："下后无变证，则非妄下，腹满如故者，下之未尽耳，故当更下之也。"可是有的注家，如成无己，往往撇开上条，但就"腹满不减"，与《金匮要略·腹满寒疝宿食病脉证治》之"腹满时减，复如故，此为寒"对比解释，认为凡腹满不减都是实，腹满时减则为虚，这就把辨证看成教条化了，造成许多漏洞。因为撇开阳明急下证，则腹满不减，减不足言，在大虚证中也常见到，岂可一概用大承气汤？即使是胃家实的腹满，小承气汤有时也可应用，也不是一概用大承气汤的。

二十三、25 条"服桂枝汤，大汗出，脉洪大者，与桂枝汤如前法"。26 条是"服桂枝汤，大汗出后……脉洪大者，白虎加人参汤主之。"为什么脉象同而方剂不同？

答： 这两条只能说脉名同，其实病理不同，脉象也决不会相同。26 条的主症是"大烦渴不解"，这是大汗伤津，阳明化热化燥，其脉是在化热之后才转为洪大。由于是热盛津伤，脉必洪大有力，故主以白虎加人参汤。而 25 条是汗不如法，汗出之后即时脉转洪大，也没有烦渴等症，这是因为发汗太骤，未能从容驱邪，而桂枝的辛温鼓舞，使阳更浮，汗出液耗，导致阴更弱，才致成洪大。但这样的洪大，是来盛去衰，实际是浮弱的变脉，古称勾脉。夏脉勾，就是阳气外泄，内阴不足之脉，它和阳明化热之后拍拍而来，如水涨潮生按之有力的洪大，实际上是不同的。

在《伤寒论》中，脉名同而实际不同的脉象还有不少，必须细心体会。

二十四、52 条说："脉浮而数者，可发汗，宜麻黄汤。"可是 57 条又说："伤寒发汗已解，半日许复烦，脉浮数者，可更发汗，宜桂枝汤。"为什么脉同而方不同？

答：麻、桂二方治表证的分界，总是在脉象的弱与不弱上分。52 条"宜麻黄汤"的脉浮数，是尚未发过汗，脉必浮而不弱，而 57 条是已经发过汗，汗解脉静以后不久又出现浮数脉，这是余邪未净，虽浮必弱，故宜桂枝汤。《伤寒论》中提到"太阳病，外证未解，脉浮弱者，当以汗解，宜桂枝汤"，57 条就属这个范围。

二十五、52 条"脉浮而数者，可发汗，宜麻黄汤"，此浮数是否即浮紧的变词？

答：柯韵伯认为，数脉主热，不宜用辛热的麻黄汤，因而解释说："数者，急也，即紧也。"这样改数为紧，恐与《伤寒论》的原意不合。因为在本条之前的 49 和 50 两条，曾分别提到"脉数者""脉浮紧者"，这说明浮数和浮紧不能混为一谈。另一方面，训数为紧在《伤寒论》中也找不到先例，而"脉浮而数者可发汗"这样的条文却是有的。除 49 条之外，还有 134 条："太阳病，脉浮而动数……而反恶寒者，表未解也。"这里明确指出"浮则为风，数则为热"，脉象浮数，是行将化热而表邪未尽。依《伤寒论》的用药规律，脉浮不弱，就得用麻黄汤。

我们再把"脉浮者，病在表。可发汗，宜麻黄汤"在论中试作举例，就有：37 条"脉但浮者，与麻黄汤"；235 条"阳明病，脉浮，无汗而喘者，发汗则愈，宜麻黄汤"；232条"脉但浮，无余证者，与麻黄汤"等。这些除了37条的脉象可能但浮不数外，其余如235条是阳明病，232条是阳明中风，阳明正在化热化燥中，脉象岂有但浮不数的道理？这足以说明"脉浮而数者可发汗，宜麻黄汤"，是可发在"浮"字上，而不是可发在"数"字上，因为浮为在表，要解表就得发汗。如果抛开具体症状，解浮数为浮紧，浮紧也不一定可用麻黄汤。如221条"阳明病，脉浮而紧"，却是"若发汗则躁，心愦愦反谵语"。可见，读《伤寒论》必须从其写作的出发点领会其实际精神，不然就会矛盾百出。

当然，脉浮数而用麻黄汤的辛热之剂是有其缺点的，但在仲景当时还没有表里双解法时，也只有先用麻黄汤发汗这一办法了。因此，我们在学习本条时，应重点领会"可发汗"三字，而对于"宜麻黄汤"则不可拘泥。

从另一方面想，浮数作为浮紧兼数，这在外感初起是常常可以见到的，在这样的情况下，以麻黄汤发汗，似无不可。条文"可"字、"宜"字，均有斟酌之意。

二十六、50条"假令尺中迟者，不可发汗。何以知然？以荣气不足，血少故也"。脉象有尺中独迟者否？迟脉主寒，何以说是"荣气不足"？

答：寸关尺三部，脉管只是一条，数则皆数，迟则皆迟，绝没有寸关不迟而尺脉独迟的道理。本文的"尺中迟"，是重在脉搏的形态上，而不是重在至数上。《脉诀汇辨》云："迟之为义，迟滞而不能中和也。"又云："迟而不流利为涩。"可见迟多兼涩。涩即血少。因为尺主阴主里，尺脉迟涩，必阴虚血少，故虽身疼痛，不可发汗。也正如 62 条"发汗后，身疼痛，脉沉迟者"的"迟"字一样，不在至数，而重在脉象。因为从至数上讲，迟则为寒，从脉象上讲，才是"荣气不足，血少故也"。

二十七、《伤寒论》中言脉象，常分阴脉、阳脉。有人认为，阴阳是指尺寸的部位而言，有人认为阴阳是指浮取、沉取——即诊脉方法轻按重按而言，究竟哪一种讲法为是？

答：诊脉法以关前为阳，关后为阴，所以仲景凡言阴脉、阳脉，应是指部位而言。至于诊脉法的浮取、沉取，仲景则称为"浮之""按之"，如《金匮要略·五脏风寒积聚病脉证并治》的五脏死脉，就是这样诊察的。

另外，把阴阳指为浮取沉取，有时也讲不通，譬如"伤寒阳脉涩，阴脉弦，法当腹中急痛者……"弦和涩在指下是两种绝不相同的感觉，弦必不涩，涩必不弦，如果把阴阳讲为浮取、沉取，那么，在一个部位有弦、涩两种脉象，也是不可能的。又如"太阴中风……阳微阴涩而长者，为欲愈"，"少阴中风，脉阳微阴浮者为欲愈"，94 条"太阳病未解，脉阴阳俱停，必先振栗汗出而解。但阳脉微者，先汗出而解，但阴脉微者，下之而解"。都明显地看出，阴阳只能作尺寸解，而不宜作浮取、沉取解。

二十八、如此说来，张仲景何不直接称为寸脉、尺脉，却称为阴脉、阳脉呢？

答：《伤寒论》论脉，有三分法与两分法的不同。三分法是把寸口脉分为三部，称寸脉、关脉、尺脉。两分法是以关脉的中心为界，关前为阳，关后为阴。仲景用三分法者，如"寸脉浮、关脉沉""关上脉细数""关脉小细沉紧""寸脉微浮""寸缓关浮又弱""关上浮""下利寸脉反浮数，尺中自涩者""尺中迟""尺中脉微"等都是。之所以用三分法，除极少数单独提出"尺"是用以代表里（如"尺中迟""尺中脉微此里虚"）以外，大多数都是为了突出病位的在上、在中或在下。但有的病则不能用上、中、下的病位来表示，如内外、阴阳、气血等，则改用两分法，只分关前、关后，称阴脉、阳脉，而不去分寸关尺。

二十九、225 条"脉浮而迟，表热里寒"，而有的《中医基础学》却说"脉浮而迟为表寒"，哪一种说法为是？

答： 脉象主病，是浮主表，沉主里，数为热，迟为寒。但是不同的脉象如果兼见，就得结合症状，详加分析，而不能像数学公式那样，形成机械的加减法。譬如浮脉主表，沉脉主里，浮数则是里热外蒸于表，或表里俱热，而不仅仅是表热。沉数是热陷于里，或热结在里，病位真正在里。浮迟则是表热里寒，沉迟才纯是里寒。因为寒与热都决定于里阳的盛衰，而其影响面，则既能局限于里，也可以影响及表。何况这些浮沉迟数之中，还要参考脉之有力无力，才能决定诊断。因此，根据浮数、浮迟，决定表热、表寒，是不对的，尤其是把浮迟说成表寒，更是错误。

三十、"数则为虚"应怎样理解？

答： 先解释一下《伤寒论》中的"虚"字，根据《伤寒论》不同条文的内容来分析，所谓虚，其涵义是不同的。一是无病就叫虚，这样的虚等于西医病历上的（－）号。如 217 条的"过经乃可下之……以表虚里实故也"及 218 条的"表虚里实，久则谵语"都是。前者是说，所以需要过经才用下法，是因为那时才能表证消失，里实已成。后者是说，发汗之后，表证消失，但津液越出，大便为难，就会胃家实而谵语。二是对比胃家实为虚，不是真虚。如134条"膈内拒痛，胃中空虚"，是说结胸证虽然胸膈疼痛拒按，但却不是胃家实。又如"按之心下濡者，为虚烦也"的"虚"字，也是这个意思。三是真正属虚。122条"数为客热，不能消谷，以胃中虚冷，故吐也。"214条"明日又不大便，脉反微涩者，里虚也。"330条"诸四逆厥者，不可下之，虚家亦然。"都是真虚。以上"虚"的三种涵义，除无病为虚外，其余两者，都能反应到脉象上来，如果反应在脉象上出现数脉，就是"数则为虚"。如134条的结胸证，是"脉浮而动数，浮则为风，数则为热，动则为痛，数则为虚。"之所以为虚，就是因为胃家并不实。为什么说脉数是胃家尚未大实呢？因为如果在表在经之热，都已归并于里而形成大实的话，脉必由浮转沉，由数变迟。如208条"阳明病，脉迟，虽汗出，不恶寒者，其身必重，短气、腹满而喘。"就是说，凡阳明病脉象如果变迟，就必然恶寒消失，出现身重、短气、腹满等里实的腑证。那么，在表在经时尚未变迟的数脉，和本条对比，就自然是数则为虚了。

又如122条的数脉，症见胃中虚冷而吐，它是在发汗之后"令阳气微，膈气虚，脉乃数也"，就是说，汗后使胸膈间之宗气大虚，脉才变数。宗气本来是贯心以应呼吸的（即鼓动心脏脉行，不迟不数，一息四至，以应呼吸之数。《灵枢·邪客》），宗气既虚，不能贯心脉以应呼吸，脉就数起来。以运动员为例，体格健壮、宗气饱满的运动员，脉都比一般人为迟。如果稍一运动就脉搏转数，心慌气短，就表明数则为虚。

上面所讲的，就是数则为虚的实质意义。但要注意一点，凡数则为虚的脉象，都必按之无力，如发汗后膈气虚的数脉就是这样。即使不是真虚，而是对比胃家已经形成承气证为虚，也必按之不甚有力，如果脉数而应指有力，那就不是数则为虚了。

三十一、结胸证本有烦躁症状，也不一定都是死证，为什么 133 条说"结胸证悉具，烦躁者亦死"？

答： 从"悉具"二字看来，本条的烦躁是指结胸证的末期。自然演变成的结胸证，表热逐渐消失，硬痛逐渐形成，多有不兼烦躁的，如果所有的结胸症状悉具之后，又出现烦躁，这表示正气不支，阴阳离决，故为死证。

至于误下所致成的结胸证，由于邪热突然内陷、就必然"客气动膈、短气烦躁，心中懊恼"，这不是末期阴阳离决的虚证，而是邪盛的实证，非死证。

三十二、结胸证邪盛的烦躁和末期临死前的烦躁，除了出现的时间有早晚之别以外，还有其他的鉴别法吗？

答： 烦躁出现时间的迟早对于结胸证的预后诊断并不是主要的。最主要的还是观察病人的表情。凡烦躁而见呼叫有力，就是邪实，正尚不虚，就不是死证。反之，如果呼叫无力，神衰气馁，就是病已临危。

烦躁证的预后诊断不但对于结胸证是这样，对于一切疾病的预后，都应是这样。

三十三、137 条的结胸证，不大便已五六日，又舌上燥而渴，日晡所发潮热，并且从心下至少腹硬满而痛不可按，如何鉴别这是结胸而不是胃家实？

答： 这并非排除胃家实，而是大结胸证兼阳明胃家实，但目前急于治疗的是结胸，而不是阳明病。"从心下至少腹硬满而痛不可近"，主要是结胸的特征，而阳明病则只是发潮热。因为阳明腑实证虽然在大满不通时也能出现从心下至少腹硬满而痛这样的症状，但阳明病是实在肠胃之里。腹肌可以揉捏提按，不重按及肠就不会觉痛，即使重按觉痛，其痛的程度亦不甚严重。而本证除热结肠胃之外，还有腹壁紧张石硬，不可按压，甚至触及衣被也觉痛的症状，它和桂枝加大黄汤所治的太阴大实痛一样，都不关系胃家实，而是肠胃之外气血结滞的弥漫性疼痛。不过太阴大实痛热结的程度远较结胸证为轻。而且太阴大实痛其痛局限在腹部，而结胸证则重点在胸中或心下，或下连少腹。像太阴大实痛那样仅仅局限在大腹部的，尚未见到。

至于治疗，大陷胸汤中也有大黄、芒硝，治结胸也能兼泻阳明，故本方主之。

三十四、结胸证，后世有热结胸、水结胸、血结胸等的不同分类，在《伤寒论》诸结胸条文中，如何分法？

答： 131 条 "热入因作结胸"，136 条 "此为水结在胸胁也"。因此后世注家有热结胸、水结胸之说。其实二者都是说，热入之后与水相结而成结胸，并无分歧，没有必要再分成热结胸与水结胸。至于血结胸则确实不同于水与热结，但那常见于杂病，在《伤寒论》中并未提及。

三十五、结胸的脉象，135 条是 "沉而紧"，140 条说 "脉浮者，必结胸"，128 条又说 "寸脉浮、关脉沉"。为什么病同而脉象不同？

答： 这是因为结胸的成因不同。结胸证有因误下而成的，也有自然演变而成的，其自然演变的，都是外邪由表逐渐入里，脉搏也从容不迫地逐渐由浮转沉。而下早所促成的结胸，则由于下之太骤，气血未能从容不迫地适应新的突变，以致邪热已结，气血骤被格拒，寸部尚有未下前的浮脉残留，所以仍有浮象。但下后寸脉虽说是浮，也只是和关脉沉对比说的，并不能像未下之前那样轻按即得。

三十六、结胸、脏结的主要区别是什么？

答： 结胸和脏结，都能按之硬痛，都可能由误下而促成，脉象都可能寸浮、关沉。但二者病理不同，结胸属于热实，脏结属于寒虚，因此，脏结比结胸更为难治。

首先说脉象。结胸和脏结之由于误下而成者，虽然寸脉都可能浮，关脉都可能沉，但结胸之关脉沉，是热结于里，病势已无向外之机，必沉实有力。而脏结之关脉沉，是脏气已虚，沉中必兼小细而紧的虚象。再从舌苔和其他症状来看，结胸证必舌苔黄燥，而脏结则多是白滑苔。患结胸证的多是阳盛体质，平素多能食，成结胸后由于心中懊恼、短气烦躁，则即时变为不能食，前后差别明显不同，而脏结证多是平素体虚，食欲本来不佳，脏结之后因无实邪阻滞，仍能稍微进食，和未结之前差别不大，故曰"饮食如故"，此外，结胸属实热，多大便秘结，而脏结属虚，常有时时下利者。

三十七、129 条以"时时下利"作为脏结的特点之一，以与结胸证相鉴别，可是 150 条又说："太阳少阳并病，而反下之，成结胸，心下硬，下利不止，水浆不下，其人心烦。"岂不是结胸证也能下利吗？

答： 这个问题提得很好，很能代表初学《伤寒论》者对于辨证所存在的问题。结胸和脏结都叫作"结"，但一是邪热与水相结，一是阳虚，使气血不能温煦运化而脏器自结，这就是根本的区别。如果不从本质上作鉴别，却斤斤计较某些可能多一个或少一个的症状，就会脱离辨证而形成教条。譬如就脏结来说，必有脏器结硬的部位，这是主要的。至于下利，却不一定有，如果下利的话，也必是寒利。结胸证一定胸中或心下硬痛，很少兼有下利的，如果下利的话，也必像 150 条那样，是热利而不是寒利。再从结的部位来说，结胸证就能上结连胸，下结连腹，而不一定局限在心下。脏结也有胁下素有痞连在脐旁，以及冷结在膀胱关元的少腹部位，按之痛等。还有太阴病下之后的胸下结硬，实质也是气血僵滞，属于脏结范畴。因此，论中提到脏结和结胸的辨证时，都是按之痛，但是区别就在于"脏结无阳证"。抓住这一点，那么脉象的寸脉浮关脉沉，关脉小细沉紧；舌苔白滑，或不滑而黄燥；饮食如故或不如故；烦躁或不烦躁而反静；下利或不下利，这些都是帮助辨别阴阳虚实用的，或有或无，随人不同，岂可把这些症状统统固定下来，由此则认为是结胸或脏结，无此或不全有此，则认为不是结胸或脏结？目前有些人，喜欢把症状固定下来变成教条，如把汗出固定为桂枝汤的必见之症，把热、渴、自汗、脉洪大固定为白虎汤的必见之症，这也和有人认为结胸不当下利一样，是把症状公式化，而不是真正的辨证。

三十八、太阴病提纲云："若下之，必胸下结硬。"胸下结硬的病理如何？亦能给以病名否？

答："胸下结硬"，《玉函经》作"胸下痞硬"，是胸胁之下痞满硬痛，它和 98 条伤寒系在太阴"医二三下之，不能食，而胁下满痛"的病理、症状都是一致的，即程郊倩所谓"无阳以化气则为坚阴"，是气血僵滞不能温煦的缘故。气血僵滞形成胸下结硬，须与结胸证相鉴别，二者虽然都是胸下结硬，但结胸是热与水结，苔黄烦躁，或大便秘结，而此是阳虚阴盛而结，必无阳证，其人反静，舌上白滑苔。还有，本证在胸下未结硬之前，本来就"自利益甚"，又复下之，则"时时下利"也是必然的。太阴病本来就"食不下，"下后也必仍然食不下，这就是"饮食如故"。至于脉象，除本提纲已提到自利，可能脉已不浮外，若依98条的"脉迟浮弱"而言，下后阴寒结于胸下，那么寸脉仍较关脉为浮（属下前的脉象残留），关脉变为小细沉紧，也都是可能的。这样的寒结，比起结胸来，自属难治。照上面这样一分析，本条下后的变证变脉，正好与128、129、130三条所提示的脏结证相符合，所以我们认为，若要为本条变证定一病名的话，那么叫作"脏结"最为恰当。

"脏结"，其实本非病名，而是病理。脏结的"脏"字是泛指体内的所有脏器，不但指五脏，也包括六腑，就像《内经》所讲"凡十一脏皆取决于胆也"。"愿闻十二脏之相使"等"脏"字一样，是广义的。因此，任何脏器因阴寒而凝结，都可称为脏结。如"胁下素有痞，连在脐旁"是脏结，冷结在膀胱关元的"少腹满，按之痛"和本条"若下之，必胸下结硬"，也都是脏结。但脏结如果可以指出具体症状，那么脏结在某些情况下也就成了病名。

三十九、149条"伤寒五六日，呕而发热者，柴胡汤证具，而以他药下之……"能成为心下但满而不痛的痞硬，能不能成为按之濡的气痞？

答：不能。为了说明这一问题，首先要分析一下气痞和痞硬的病理。痞硬和气痞虽然都是由"热入"所致成，但气痞只是热郁而无湿浊，痞硬则主要是湿热壅聚。两者之所以不同，与痞证形成之前的内在因素有关。气痞形成之前，是表证未解，医反下之，挫伤气血向外的气机，致使热郁于里，壅逆心下而成气痞。它不是胃脘有湿浊，所以舌苔不是厚腻垢浊，也不出现呕吐、下利、肠鸣等症状。而本条的痞硬形成之前，已出现呕而发热，是外邪已入半表半里。邪入半里已触及胃周围，故出现呕。呕说明胃的降浊功能已不正常，所以呕而发热的柴胡证舌上必见白厚苔。这时下之，外热内陷与湿浊相结，就必心下较硬。明白了上述道理，就会这样理解：凡呕而发热，是外邪已入半里，胃已不能降浊，这时下之，只能使热入而湿浊壅聚形成痞硬，决不会有热无湿形成气痞。

四十、半夏泻心汤所治的心下痞硬，其病理是寒热互结吗？

答：因为干姜辛热，黄连苦寒，半夏泻心汤中姜连合用主治心下痞硬，因此，有的注家就把半夏泻心汤证心下痞硬的病理说成是寒热互结。其实"寒热互结"这个词并不妥当。因为凡称"结"，都必须有物质基础，如大结胸是热与水结，小结胸是热与痰结，寒实结胸是痰水寒结，热入血室是热与血结，这些虽然寒热属性不同，但都有物质相结。此外还有脏腑之气自结者，则热亦能结，寒亦能结。如柴胡证之胸胁满微结和白虎加人参汤证，舌上干燥而烦的热结在里，都是热结。阳衰阴盛的脏结则是寒结。这些，或因热而结，或因寒而结，可就是没有寒热互结者。因为撇开物质而言寒热，则寒热只是两种不同的属性，寒和热的属性，恰恰相反，只能互相抵消，不能相结，所以说"寒热互结"这个词，至少涵义不够明确。

四十一、气痞为什么关脉浮？气痞有没有不因误下而成的？

答：气痞关上脉之所以浮，从来路说，是未下之前浮紧的变脉，因为151条说："脉浮而紧，而复下之，紧反入里，则作痞。""紧反入里"意味着紧去浮存，所以关上脉浮。再从病理分析，浮脉主热，主向外向上，下后表热陷于心下而成痞，故关上脉浮。浮脉表示气血郁聚心下，实质也是趋向肤表以抗邪之气血，受下药挫伤后仍有向上向外的抗拒形式，它和太阳病下之后的"其气上冲"颇有相似之处，不过上冲之力，极其微弱，这和《金匮要略》所说"不冲者，心下则痞也"是一个道理，仅仅使气血郁聚心下而已。

气痞既然是"气上冲"的微弱表现，因此，凡太阳伤寒过程中出现气痞，都毫无例外是过早误下所促成，它不像痞硬那样，发汗、催吐也能促成。也正因为它是误下所促成，所以，气痞有兼表未解者，而痞硬如半夏、生姜、甘草三泻心汤证，则绝没有表未解的现象。

四十二、气痞之兼表阳虚者，表未解者，都有恶寒证，二者如何区别？如何治疗？

答：7条已经说过："病有发热恶寒者，发于阳也；无热恶寒者，发于阴也。"凡恶寒而兼有发热——即使是微热也罢，都是表未解。只恶寒而不发热，尤其是无热而汗自出，就是表阳虚。凡气痞兼表未解的，当先解表，然后攻痞，解表宜桂枝汤，攻痞宜大黄黄连泻心汤。其兼表阳虚的则宜附子泻心汤。

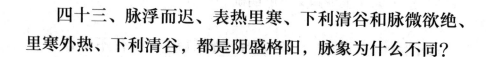

四十三、脉浮而迟、表热里寒、下利清谷和脉微欲绝、里寒外热、下利清谷，都是阴盛格阳，脉象为什么不同？

答：脉象既然不同，是否都是阴盛格阳就值得考虑。如果脉象已到了脉微欲绝，这确实是真阳已经大虚，此时若有表热，这肯定是阴盛格阳。如果脉象未至微而欲绝，仅仅是至数迟缓，还能浮起，这样的表热，还不是阳气拔根，尽浮于外，这就得看看下利清谷的程度究竟如何。如果每日泻下次数不多，又没有四肢逆冷等症状，这可能是平素习惯性脾虚腹泻病人又加外感的缘故，这就得先用四逆汤先温其里，俟其大便自调以后，再治其表。如果是泄泻频繁，水谷清澈，四肢逆冷，脉又浮大中空，方可叫作格阳。不过格阳证而脉浮大，多是过服寒凉泻下药所促成，由脾胃阳衰下利清谷自然形成的格阳证，脉反浮大的并不多见。而且格阳的脉浮，必浮大而芤，若不芤，就不是格阳。

四十四、276 条"太阴病，脉浮者，可发汗，宜桂枝汤"，是不是在发热浮脉的同时，还具有"腹满而吐，自利益甚"等症状？不然的话，怎能叫作太阴病？

答：脉浮是邪尚在表，尚未出现吐利等里证，所以才用桂枝汤发汗。如果出现了腹痛吐利等里虚里寒的症状时，脉必不浮，那时就"当温之，宜四逆辈"，如果再用桂枝汤发汗，就会"汗出必胀满"。

本条的太阴病实际应叫作太阴表证。太阴表证并不是太阳病，因为虽然发热脉浮，但不头项强痛，而且还具有太阴里寒里湿等因素。这些因素表现在手足自温、小便不利、大便不实等。因为脾主四肢，外感发热，手足却只温不热，这仅比手足逆冷略胜一筹，是脾家有湿的表现。小便不利，大便不实，同样是脾阳不健，所以在这种情况下的发热脉浮，就是伤寒系在太阴，亦即太阴表证，就当用桂枝汤发汗。

四十五、"手足自湿"是伤寒系在太阴，论中虽有明文，但并没有提到小便不利，大便不实，这两个症状是不是根据"太阴病"三字作出的估计？

答：读《伤寒论》应当读于无字处。187条说："伤寒脉浮而缓，手足自温者，是为系在太阴。太阴者，身当发黄，若小便自利者，不能发黄；至七八日，大便硬者，为阳明病也。"从"若小便自利者"的"若"字，和"至七八日，大便硬者"的"至"字看，可知伤寒系在太阴本来是小便不利、大便不实的。

四十六、你说太阴表证继续发展为腹满吐利的太阴里证之后，脉必不浮，也不能再用桂枝汤发汗了，恐怕也不尽然，临床用解表发汗法治腹泻是常有的，曹颖甫先生的《经方实验录》记载，治过一谢姓夏月"下利日数十行，脉不沉而浮者"不就是用桂枝汤加神曲、谷麦芽、赤茯苓治愈的吗？

答：用解表法止利，不始于曹氏，古人这类的医案太多了。但是能把所有用发汗法止住的腹泻都叫作太阴病吗？曹氏所治的谢案，是腹痛而后重，小便短赤，是参加西餐宴会，大吃大嚼之后，又畅饮冰激凌，并汗流浃背感受微风所致。故以桂枝汤加神曲、谷麦芽消导兼解表，这与平素脾家寒湿因外感而形成的太阴病是不同的。曹氏名此案为太阴病，也是不妥当的，因为不能把所有的腹泻都称之为太阴病，尤其不能把用神曲、麦芽可以治愈的腹泻叫作太阴病。如果把发汗法所治愈的腹泻都叫作太阴病，那么论中葛根汤所治的下利或呕，为什么不叫太阴病，却叫作太阳阳明合病呢？

四十七、214 条"脉滑而疾者，小承气汤主之"，这是不是说小承气汤的主脉是滑而疾？

答：滑而疾，是滑利而快速急疾，是假有余而真不足的脉象，它不是小承气汤的主脉，而是大承气汤的禁忌脉，因为在潮热大便硬的情况下，虽然可以考虑用大承气峻攻，但必须脉象沉迟有力，乃可攻之。如果脉滑而疾，滑虽然是热有余，但急疾不稳，突起突落，是正气不支之象。在此情况下，不攻不可，欲攻又不敢放手，才改用小承气汤。改用小承气汤并不是改攻为和，而是和中寓攻。因为本条是与小承气汤一升，比其正常用量每次服六升，已接近两倍。但即使这样，也可能"明日又不大便，脉反微涩"。微涩，是滑而疾的变脉，因为与小承气汤一升，其枳实、厚朴的用量已接近于大承气汤，仍不利于"不支"之正气，故脉象去其假而露其真，即变为微而且涩了。

四十八、太阳病麻桂复方证的发热恶寒如疟状和少阳病的往来寒热有何不同？为什么还说热多寒少？

答："如疟状"是指发作有间歇。太阳病发热恶寒的间歇和少阳病往来寒热的间歇是不同的。往来寒热发作时，是寒时不热，热时不寒，这属于柴胡证，而麻桂复方证，是间歇过后，发热与恶寒并见。

"热多寒少"，多少是程度不等的意思。热多是发热明显，寒少是恶寒轻微。以多少代表轻重，源出于《内经》。

四十九、15 条"太阳病，下之后，其气上冲者，可与桂枝汤，方用前法。""其气上冲"是一种什么样的症状？其病理如何解释？

答： 下后"其气上冲"是病人的自觉症状。正气抗邪，由胸中而外出，未下之前，正气充足时，正气向上向外，出于自然，所以并无感觉。但在服过泻下药后，正气受挫，其向上向外，颇为勉强，因此，就有了上冲的感觉。这种感觉，必须通过问诊，才能得知。正气上冲，有轻重的不同，其较重的，有"气上冲胸"的感觉，其次，如太阳病下之早有出现微喘的，喘也是气逆不降，和"其气上冲"的病机相似。

五十、太阳病下之，有表未解者，怎样才算表未解？

答： 下后仍发热恶寒就是表未解。但下后这样的表未解，临床比较少见，因为凡太阳病而言下之，大都是阳明已在化热化燥而同时表邪尚有残留，这时即使尚未用下法，表证表脉也往往只剩得不容易辨认（容易辨认多不至于误下），若在这种情况下用了下法之后，要观察其表未解，往往只以一脉一证为凭。譬如说，下之后"其气上冲者""微喘者""脉促胸满者"等，都不必一定兼有恶寒。这些症状，只要下之前不存在，却出现在下之后，就证明正气仍欲外出抗邪，就是表未解。至于"身疼痛者"，那是表证的残留，也是表未解。

五十一、小青龙汤证兼证之噎是什么样的症状？

答： 噎，同饐，俗作"饲"。《灵枢·刺节真邪》云："饲不得息。"《伤寒论·辨脉法》云："水得寒气，冷必相搏，其人即饲"；

"趺阳脉浮，浮则为虚，浮虚相搏，故令气馈。"馈，即食道痉挛。

五十二、服小青龙汤后出现渴，何以知是"寒去欲解"？小青龙证不是本来就可以兼渴吗？

答：水饮停蓄能阻碍生理性津液的输布，故可兼渴。但服小青龙汤水饮消失之后，又可能暂时津液被耗而不足，故亦可能出现渴。前者是停饮，后者是缺水，病理不同，故前者需用小青龙汤解表散水，而后者则勿须治疗。

五十三、《内经·热论》阳明受病是身热而目痛，鼻干不得卧，为什么《伤寒论》中没见到这样的阳明病？如果见到这样的阳明病，应怎样治疗？

答：从这一点就可以证明，《伤寒》的六经和《热论》的六经是不同的。《伤寒》分经的重点是在脏腑气化功能上，不像《热论》那样专从经络上立论。它虽然也偶尔提到经络方面的症状，如231条阳明中风的鼻干，227条的口干鼻燥，但都不是重点。因此，讲《伤寒论》没有必要把手足十二经络讲得像讲《针灸学》那样过于详细，因为这样过详地去讲经络，对于学习《伤寒论》是一个浪费，而且其表里关系纯用经络解释，也常显得有些牵强。不如哪里用到经络就讲哪些经络，用不着的就不去讲。

身热、目痛、鼻干的治法，宜用后世的升麻葛根汤，即升麻、葛根、芍药、甘草四味。

五十四、栀子汤证的少气是否短气？为什么少气加甘草？

答：《内经》云："谷不入，半日则气衰，一日则气少矣。"所以少气，就像重体力劳动了一天而没有吃饭一样，是呼吸微弱、气息不大的意思。但这并非呼吸困难，所以没有痛苦，这和有憋闷感觉的短气不一样。

栀子汤证的少气，是由于发汗吐下后——尤其多见于吐后，耗损胸膈之气所致。由于气虚有热，所以在清热除烦的栀子汤中，加入能益气兼能清热的甘草为治。

五十五、257 条"病人无表里证，发热七八日。"发热了，为什么说无表里证，难道发热不是表证吗？

答：发热不一定是表证。譬如说"蒸蒸发热者属胃也"就不是表证。凡表证的发热，必同时兼有恶寒或头痛、项强等，如 56 条辨别发热之属表属里，就有"伤寒不大便六七日，头痛有热者，与承气汤"，"其小便清者，知不在里，仍在表也，当须发汗"等区别。

五十六、郁冒和战汗有何异同？

答：郁冒和战汗，只是症状有轻重之分，其作汗的机制基本上是相同的。二者都是里已虚而表仍未解，通过里气的逐渐恢复，勉强地驱逐表邪，才出现郁冒和战汗。表邪最轻的病人的表现形式，只是暂时状如昏迷，不语不动，而实质是心中了了，自觉头目胀大。移时顺利地周身汗出，即症状消失而达到痊愈，这叫郁冒。表邪略重的，汗出较前者勉强，作汗时周身战栗，这叫战汗。战汗的表现看似险恶，其实不用顾虑，只要不加扰动，一会儿也能周身汗出而解。病情极重，战而不汗因致死者，则极为少数。

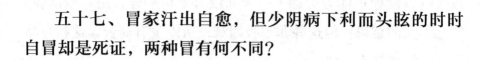

五十七、冒家汗出自愈，但少阴病下利而头眩的时时自冒却是死证，两种冒有何不同？

答： 这两种冒的病理、症状都是不同的。前者是里虚兼外寒，如366条的"必郁冒汗出而解"和93条的"冒家汗出自愈"都是。这样的冒，病人自觉头目胀大，如有物蒙覆，不言不动，但心中明了。这是已虚之阳与轻微外邪相搏争的缘故，常见于下后里虚或妇女产后兼有轻微外感者。这样的冒，一会儿就会自汗出而愈。它和战汗的病机相同，只是程度比较轻微罢了。后者则是阴竭阳脱，它没有外物蒙覆的感觉，也不会心中了了，而是一时失去知觉。这已是死亡的前兆，当然也不会汗出自愈了。

五十八、249条"伤寒吐后，腹胀满者，与调胃承气汤。"66条"发汗后，腹胀满者，厚朴生姜半夏甘草人参汤主之。"为什么证同而方剂不同？

答： 凡用发汗法者必有表证，用吐下法者必有阳明里证。这说明二者在未治疗之前，病位就不同。发汗以散为主，容易伤阳，脾阳素弱者发汗后必脾虚气滞，故以厚朴生姜半夏甘草人参汤健脾行滞气。吐法以涌越为目的，易伤胃阴，也容易影响胃气的下行，所以也能出现胀满，这样的胀满，当以硝黄和降胃气。

总而言之，这两条未施治之前，一属表证，一属里证，病理不同。施治之后，发汗伤脾阳，催吐伤胃阴，一是太阴虚而气滞，一是阳明实而不降，病机也不同。明白了这两点，就可以知道，厚朴生姜半夏甘草人参汤证的腹胀满，舌质舌苔二便的变化不大，而调胃承气汤证的腹胀满，则当有苔黄舌燥、口干或身热便秘等症状。

五十九、《伤寒论》中的腹胀满共有几种原因？

答： 腹胀满的原因虽多，但总离不开太阴和阳明，论中的太阴腹满，有属于里虚里寒的，如太阴病提纲，自吐自利致成的腹满，和下利清谷反攻其表致成的腹满，都是里寒为主，宜四逆汤温之。也有本来不吐利，只是由于发汗耗损脾阳而致成的腹满，这和前者兼吐利的腹满相比，是寒不重而虚为重，所以不用温里的四逆汤，而改用健脾行滞的厚朴生姜半夏甘草人参汤。此外，还有由于脾络气血阻滞形成的，必满而兼痛，如桂枝加芍药汤证和桂枝加大黄汤证就是。至于脾被肝乘的腹满，其责在肝而不在脾，所以不用温脾、健脾、通络等法，而只刺期门就行了。

除太阴腹满外，其余腹满大都属于阳明，均以承气汤主治，病理、治法都比太阴腹满简单，因为阳明之为病，只是"胃家实"是也。

六十、"汗出谵语者"，何以知"有燥屎在胃中，此为风也"？

答： 阳明的谵语出现于大便硬或者有燥屎这两种情况下。但是一般的大便硬，是由于肠中燥所致，肠中既燥，就必周身无汗，甚至皮肤干涩。如果谵语的同时又见全身汗出，这说明肠中尚不甚燥，所以不是一般情况下的大便硬，而是肠中有燥屎。燥屎的形成，是未消化好的宿食停留变化而成，它比一般的大便硬更为顽固难下，也不一定完全是肠中水液干枯，因为它有时能和溏粪混杂在一起。正因为燥屎的形成，不完全是肠中燥，所以谵语的同时又周身汗出，胃中有燥屎的诊断便可以成立。

至于"此为风也"，是因为风邪常见汗出的缘故。但只见汗出不见恶风，要诊断为风邪就有一定的困难，因此还需要日数作参考。未过经的谵语，虽然已不恶风，亦当考虑是表邪未尽，故曰"此为风也"。已过经而仍汗出，又不恶风，就可能是里热外蒸。最后说"过经乃可下之，表虚里实故也"。"表虚"，就是表已无病（"虚"，作无病解），"里实"，就是里已成实。这是根据时间做出的估计。

六十一、252 条病人既然"大便难""身微热"，为什么又说"无表里证"？

答： 这是说，全身只是微热，没有恶寒身痛等表证，只是想大便而便不出来，也没有潮热、谵语等突出的里证。尤其在"目中不了了，睛不和"的情况下，更使"大便难""身微热"不易引起注意，故曰"无表里证"。其实，微热而不恶寒，确非表证，但大便难，则不能不说是里证，只是里证不全面不典型罢了。

六十二、背恶寒一证，见于附子汤证，也见于白虎加人参汤证，为什么病理不同而症状相同？

答： 心阳不能达于背部就会背恶寒或背部发冷。心阳之所以不能达于背部，有因热结者，有因湿郁者，有因痰阻者。热结在里者，口燥渴，心烦，宜白虎加人参汤以清热生津；寒湿郁遏者，口中和，宜附子汤以助阳化湿。痰饮内阻者，见于《金匮要略·痰饮咳嗽病脉证并治》之"夫心下有留饮，其人背寒，冷如掌大"，宜逐痰化饮。

背恶寒就像手足厥冷一样，虽有属寒属热的不同，但都是阳气不能外达所致。

六十三、太阳病误下后，有"其气上冲者"，有"微喘"者，有"脉促胸满"者，有"因作结胸"者，有"因作痞"者，这些不同的结果有无内在联系？

答： 这些不同的结果都是正气向上向外的抗邪力量，受下药挫伤后所致成。由于正气受挫的程度不同，所以变证也不同。正气受挫最轻者，病人还有气上冲的感觉，稍重，冲气使肺气下降受影响，就会出现微喘。"微喘"是微微作喘，不细心观察还容易忽略过去，但和气上冲比较，已不仅仅是自觉症状了。再重一点，气已冲不上来，就会郁于胸中，出现脉促胸满，出现胸满，正气向外的力量比之"气上冲""微喘"就更小了，所以前者用桂枝汤不需去芍药而后者就得去芍药。如果正气受下药挫伤更重，不冲，不喘，脉也不促，这就是外邪已陷于里，已不再向外，就会或成结胸，或作痞，这样就不可再用桂枝汤加减治疗了。不过成结胸者，多是兼有痰水，如无痰水，则只能成痞，更多的是气痞。

六十四、衄也必亡血，但衄家和亡血家发汗后的变证却各不相同，是什么原因？

答： 衄是鼻出血。衄家多属阳盛，迫血妄行，如论中所说"阳邪盛则欲衄"，"其人发烦目瞑，剧者必衄……所以然者，阳气重故也"就是证明。至于亡血，则是指二便下血、金疮、崩漏等证而言，此多属气虚不能摄血，或气随血亡。二者的病理是不同的。凡发汗就必耗损津液和阳气，阳盛的人，发汗后觉不出伤阳，而重点必表现为津血受损，故能出现额上陷脉急紧，目不得瞬等血不养筋的变证。而亡血阳虚之人，汗后却觉不出伤阴，而突出表现为阳气更虚，故必寒栗而振。

六十五、92条"病头痛发热脉反沉"与301条"少阴病始得之，反发热脉沉者"一样，都是表兼里寒，但92条只用四逆汤温里，301条却用麻黄附子细辛汤温经兼发汗，为什么？

答：这两条由于病位不同，所以方剂也不相同。发热而兼有头痛、身体疼痛的，这是太阳病。而301条的发热脉沉，不兼有头痛、身痛等症状，这是少阴病的表证。太阳病的病位在表，其发热能持续较长（一经）的时间，而少阴病的发热，只是始得之的暂时现象，发热较轻，又极短暂，一般是二三日之后热即消失而出现里证。由于太阳病发热重且兼有头痛，所以必须用发汗专剂以发汗，又因脉沉不可发汗，故先用四逆汤温里，为下一步服发汗剂准备条件。而少阴表证的发热轻，只须微发汗，故可趁里证未出现之前，用麻黄附子细辛汤，于温经中微发其汗，表证即可消失。

由于麻黄附子细辛汤中没有桂枝，是微发汗之剂，所以像92条那样的头痛发热脉反沉，即使用了此方，也解决不了问题。

六十六、有的讲义讲，"本条（92条）虽只提到脉沉，并无里虚里寒症状，但从脉测证，还有下利清谷等症状。"是这样的吗？

答：这样解释《伤寒论》，就把生动活泼的《伤寒论》讲成了教条。因为只要能确实说明里虚里寒，一脉一证都可以定治则定方剂。"少阴病脉沉者，急温之，宜四逆汤"，就是据脉不据证所定的方剂。这并非据脉而否认症状，因为这正像柯韵伯解释本条脉象所说："必有里证伏而未见。"里证伏而未见，就应当据脉温经，早作预防，何必等到下利清谷、手足厥冷等症状完全齐备之后再作处理呢？须知张仲景对于《伤寒论》中的方证，虽然也列举了一些典型示范，但对任何汤方，都从来不要求读者——或者说怕读者在心目中形成一个固定不变的刻板模式。

六十七、《素问·皮部论》云："少阴之阴，名曰枢儒，上下同法，视其部中有浮络者，皆少阴之络也，络盛则入客于经。其入经也，从阳部注于经，其出者，从阴内注于骨。"据此，注《伤寒论》者，有谓麻黄附子细辛汤证的反发热，就是从阳部注于经，附子汤证的骨节痛，就是从阴内注于骨，是这样的吗？

答：有这样一派注家，对《伤寒论》的每一脉证，都喜欢引用《内经》作解说，作证明。其中有一些是很恰当的，也有一些则牵强附会。如解少阴病反发热为太少两感，解少阴三急下证为中阴溜腑，就是这样。用"从阳部注于经""从阴内注于骨"来解释少阴病的麻黄附子细辛汤证和附子汤证，也只可存此一说，此说似有断章取义、牵强附会之嫌，因为"从阴内注于骨"，本有肾主骨之义，而这却是骨节痛。《灵枢·九针十二原》云："所言节者，神气之所游行出入也。"阳虚湿盛、神气不能游行于骨节之间，因而骨节疼痛。这样的解释，比"从阴内注于骨"更为合理。

六十八、消渴是厥阴病的特点，为什么又说"渴欲饮水者，少少与之愈"？

答：从"渴欲饮水"的"欲"字看，可知渴的程度不重，是不饮亦可，这与随饮随消、饮不解渴的消渴不同。厥阴病由消渴转为渴欲饮水，这表示热邪初退，阴液未充，是由重转轻的现象，故少少与饮之，令胃气和则愈。

六十九、111 条中风又火劫发汗，以致阴阳俱虚竭，为什么最后又说"小便利者，其人可治"？

答："小便利者"，并不是说火劫伤阴出现手足躁扰循衣摸床之时，还能小便自利，而是继续观察，小便逐日增多，或用养阴药后小便逐渐增多。这表示真阴未竭，且有逐渐恢复之势，故曰可治。但可治并非易治，只是较有治愈的希望罢了。

七十、30 条师曰："言夜半手足当温。"332 条"其热续在者，期之旦日夜半愈。"为什么都在夜半？

答：夜半即子时，子时是阳气初生之时，凡阳虚阴盛之证，在邪气衰退之期，多借助于子前子后阳生之时而解，亦即"太阴病欲解时从亥至丑上的道理"。

七十一、桂枝汤方后注云："温覆令一时许，遍身漐漐微似有汗者益佳。"太阳中风，本自汗出，何以知是药后之汗，而不是中风之汗？

答：这可以引用曹颖甫《经方实验录》中一段按语作解释："今有桂枝汤中风证病人于此，恶风、头痛、发热、汗出，症状次第呈现，顾汗出不畅，抚之常带凉意，是可谓之曰'病汗'。及服桂枝汤已。须臾，当饮热粥一小碗，以助药力，且卧床温覆，一二时许将遍身漐漐微似汗出（似者，续也，非'似乎'也），病乃悉去。此汗也，当名曰'药汗'而别于前之'病汗'

也。'病汗'常带凉意，'药汗'则带热意。病汗虽久，不足以去病，药汗瞬时而功乃大著，此其分也……独怪一般医家尚有桂枝汤能发汗能止汗之辨，呶呶相争，无有已时，不知以中风证而服桂枝汤，'先得药汗'，是'发汗'也，'病汗'遂除，亦'止汗'也。是故发汗、止汗二说，若以为非，则均非，若以为是，则均是，惜乎未观其通，尚差一筹耳。"

这段按语很好。但解"似"为"续"，似无此必要，因为桂枝汤不是专为有汗之中风而设，而是为外证未解脉浮弱者而设。外证未解脉浮弱，亦有无汗者，无汗者要发汗，则正需"微似有汗"，才能说明是药至病所。

另外，其所谓"病汗常带凉意，药汗则带热意"，就是说，服药前之自汗，兼有全身恶风感，而服药温覆以后之汗出，则感觉全身温暖，不再怕冷了。

七十二、桂枝汤内用芍药，是否为了敛汗？

答：因为桂枝汤是治太阳中风的主方，太阳中风的主证有"汗自出"，服桂枝汤愈后又会汗自止，所以解桂枝汤者，有"桂枝发汗又用芍药敛汗"之说，其说直到现在，还多为注解方剂时所采用。桂枝汤内之所以用芍药，是为的敛汗吗？这是一个值得研究的问题。按太阳中风之所以自汗出，是由于外邪伤卫，卫气失和，荣阴失护所致，只要发汗解表，驱除外邪，卫气得和，能固护荣阴，其汗就自会停止，并不需要敛汗，芍药的性味，《神农本草经》称为苦平，后世多称为酸寒，即使是酸寒，也并不能敛汗，试看临床常用的止汗药，如麻黄根、牡蛎等，何尝是酸味药？而酸味药也常不能敛汗。即使退一步说，芍药确实能敛汗，那么敛汗岂不怕敛邪？"太阳病发汗，遂漏不止"，用的是桂枝汤加附子，而不是加芍药，这不更说明芍药不能敛汗吗？桂枝汤中之所以用芍药，是因为汗出而阴弱，芍药配甘草，酸甘化阴能补充阴弱，才用之。因此，认为芍药用于桂枝汤中是为了敛汗是错误的。

七十三、28 条桂枝去桂加茯苓白术汤，旧注有主张改"去桂"为"去芍药"的，正确与否？

答：注意留桂的理由是：桂枝既能解表，又能温化水饮，而本证就是表未解又兼心下停饮。其去芍的理由是：仲景已有"胸满者去芍药"之明文，本证"心下满"，援胸满之例，亦当去芍药。上述两个理由，前者有片面性，而后者则显系牵强附会。

我们认为，这个问题的实质，并不是去桂不去桂的问题，而是去芍不去芍的问题。人所共知，桂枝辛温通阳，不但可用以发汗，而且能壮心阳降逆气，所以也是温阳化饮的要药。但是仲景用桂枝治心下水饮，多兼有心下悸或气上冲等症，而本条并不具备这些症状。另一方面，桂枝虽能发汗，但水饮结而不开，不能外应皮毛，桂枝就起不到发汗的作用。何况用桂枝发汗，必须温覆，而本方服后是"小便利则愈"，并不温覆，不是以发汗为目的，故去之为宜。至于认为仲景有胸满者去芍药之例，本条也当去芍药，这是不妥当的。因为 21 条之胸满去芍，那是因为误下之后胸阳受挫而胸满，芍药的阴柔开泄之性，与胸阳受挫者不宜，当然要去之。如果不是胸阳受挫，而是实证的胸满，芍药就不在禁忌之列。何况本条是心下满，而不是胸中满，因此不但不忌芍药，而且用以破阴结治微痛，利小便以增强苓术的疗效，也是可取的。

七十四、桂枝去桂加茯苓白术汤的目的，虽然不是为了发汗，本条也没有心下悸、气上冲等症状，但是不去桂也不会有什么坏处吧？

答：是的，不去桂也不会有什么坏处。所以说，本条的重点应是去不去芍的问题，而不是去不去桂的问题。但是仲景用药，凡可有可无的药物，一概不用。桂枝在本条中的这一特点，应当引起中医临床工作者的重视，以纠正目前中药大量浪费的现象。

七十五、小柴胡汤中为什么用人参？若不渴外有微热，为什么又去人参？

答：伤寒由发热恶寒，转变为往来寒热，这提示正气已不能抗邪于表，而退居于半表半里，亦即"血弱气尽腠理开"的缘故。这是用人参的第一个原因。但这还不是最主要的原因，其最重要的原因是助正气从半里之中提邪外出。从半里向外驱邪，已不像解表那样容易（有时能出现战汗，就足以证明），故需加入人参以扶助正气。如果外有微热，那表示尚未出现往来寒热，因为往来寒热是热时不寒，寒时不热，如果外热持续不退，这说明表邪尚未完全消失，这时虽然已经具备了胸胁苦满、嘿嘿不欲饮食和心烦喜呕等症，也只是初步形成。这时若不去人参，就恐怕有固表留邪之患。

七十六、服去桂加白术汤后"其身如痹"，可能是附子量大中毒，未必是"附子、术并走皮内逐水气未得除"吧？

答：这个问题要多方面考虑，不能过于简单。因为第一，药物的中毒量有时就是有效量，正如古语所说"若药不瞑眩，厥疾弗瘲"。第二，"身如瘲"只是去桂加白术汤方后注中才有，而没有白术的桂枝附子汤，其方中附子的用量并不比去桂加白术汤为少，但其方后注中却没有"如瘲"的字样。第三，附子与乌头性味极近似，但服乌头煎又怕乌头中毒，是与蜜同煎的，"其知者如醉状"，而不是"身如瘲"。因此，不能把"身如瘲"简单地认为是中毒症状。

七十七、无汗不可用桂枝汤吗？

答：无汗不可用桂枝汤，是从前有的注家根据《伤寒论》16条作出的，其条文是："若其人脉浮紧，发热汗不出者，不可与之也。"是说，发热无汗是在脉浮紧的情况下，才禁用桂枝汤，重点在于脉浮紧，不在于发热无汗。这和42条"太阳病，外证未解，脉浮弱者，当以汗解，宜桂枝汤"一样，都是以脉象作为宜忌桂枝汤的根据，而不是把重点放在有汗无汗上。当然，太阳病在脉浮紧的情况下，是不出汗的，而在脉浮弱的情况下，有汗或无汗，都是可能的。

无汗不可用桂枝汤，这是断章取义的错误。

七十八、"若酒客病，不可与桂枝汤。"酒客病是什么样的病？酒客病为什么不能用桂枝汤？

答：按《素问·病能论》云："有病身热解堕，汗出如浴，恶风少气，此为何病？岐伯曰：病名曰酒风。"《素问·风论》云："饮酒中风，则为漏风。"又说："漏风之状，或多汗，常不可单衣，食则汗出，甚则身汗，喘息恶风，衣常濡，口干善渴，不能劳事。"《内经》中这两段记载，说明"酒风"又名"漏风"，是嗜酒之人或嗜酒之后又感受外邪所引起。酒性湿热，所以酒客感受风邪，除具有汗出、恶风等外感症状外，还同时会具备湿热内蕴的特点，如口干、善渴、解（同懈）堕等。

"酒风""饮酒中风"虽然能出现汗出恶风这样的表证，但内蕴湿热就不宜用桂枝汤，而当用泽泻、术、鹿衔草等燥湿清热药。以此类推，《伤寒论》所说的"酒客病不可与桂枝汤"，也应当指平素嗜酒之人感受风邪，或者饮酒当风，甚至不论是不是酒客，只要平素内蕴湿热，感受风邪后出现汗出恶风而同时兼有里湿里热症状者，就应作酒客看待，不可与桂枝汤。

为什么酒客不可与桂枝汤呢？因为酒能生湿助热，内蕴湿热的人如果服了桂枝汤，汤中的甘草、大枣都是甘味药，甘能守中，其性壅满，于湿热病人不宜。尤其是桂枝之辛，不能散邪而反助热，芍药之酸，不能益阴而反助湿，就会湿热壅遏，导致胃气上逆而出现呕吐。

七十九、"凡服桂枝汤吐者，其后必吐脓血也"，为什么？

答： 徐灵胎批《临证指南·吐血门·周案》云："风嗽夹火者，服桂枝必吐血，百试百验。"《金匮要略·肺痿肺痈咳嗽上气病脉证治》云："振寒脉数，咽干不渴。"又说："热之所过，血为之凝滞，蓄结痈脓，吐如米粥。"

徐灵胎又云："药果中病……闻其气馨香可爱，入于口即和顺安适，如不中病之药，则闻其气必厌恶，入于肠必懊憹。"桂枝汤本非吐药，其气味又不甚难服，所以除平素艰于服药者外，服桂枝汤一般不至于吐。如果服其他药不吐，而每服桂枝汤即吐，就应考虑是病人不喜甘辛之品，可能是肺胃早已蕴有湿热或风入血络，如上述风嗽夹火，或者是肺痈内痈早期表证之类，当及时加以注意。当然，要肯定以后必吐脓血，仅凭服桂枝汤即吐这一点是不够的，但要因此而引起注意，并结合其他脉证作详细观察。

八十、92 条"病头痛发热脉反沉，若不瘥，身体疼痛，当救其里。""若不瘥"三字，张路玉、柯韵伯认为是服解肌发汗药后病不瘥，成无己认为表病见沉脉本当瘥，仍身疼痛，故日不瘥。这两种说法哪一种为是？

答：本条原文，根本没有发汗解表的提示，何况太阳病而见沉脉，一般是不会用发汗解表之剂的，即使用了，也肯定病必不瘥。而"若不瘥"的"若"字，是从有病瘥的可能来考虑的，所以认为是服发汗解表药之后病不瘥，这种假设是不合理的。另外，如果真是服解表药之后病不瘥而出现身体疼痛的话，那是新加汤证，而不是四逆汤证。如果本来就有身疼痛，发汗解表之后岂有不瘥的道理？即使身疼痛"仍不瘥"，由太阳之身痛，转成少阴之身痛，也是附子汤证，而不是四逆汤证。所以认为"若不瘥"是指发汗解表之后，这一说法是不能自圆其说的。

至于成无己的说法却能讲得通。因为"平脉法"有"若表有病者，脉当浮大，今反沉迟，故知愈也"的说法。就是说，表病的脉象如果由浮转沉，首先要向表邪消退方面考虑，如果身痛仍旧，这个沉迟之脉就不是表邪消退，而是里阳有逐渐不支之势，就当以四逆汤温里。以四逆汤温里，意味着像 91 条那样，俟里阳充实之后，再以桂枝汤救表。

少阴篇有"少阴病，脉沉者，急温之，宜四逆汤"的明文。本条是太阳病而见少阴脉象，急温少阴正是支援太阳。

八十一、《伤寒论·太阳病证治》风湿两条条文和《金匮要略》中完全相同，为什么《伤寒论》之去桂加白术汤却比《金匮要略》中之同一方，分量加大一倍呢？

答：《伤寒论》中之去桂加白术汤，与《金匮要略·中风历节病脉证并治》之近效方术附汤药物完全相同，只是近效术附汤的药物用量仅为去桂加白术汤之半。近效方术附汤，在《外台秘要》第一卷的"论伤寒日数病源并方"中名附子白术汤，与《外台秘要》第十五卷风头眩方之近效白术附子汤少桂心，多姜枣。陆渊雷认为这是林亿失检，将近效方术附汤误作去桂加白术汤而附入《金匮要略》风湿中之故。

八十二、少阴病提纲为什么没有下利、厥冷等症状？

答：下利清谷、四肢不温等症，这不是少阴病所独有，所以未列入提纲之内，只有"脉微细，但欲寐"，才真正反映出心肾阳衰。如果有了这一特点，就是不出现下利清谷，也足以说明病已入少阴，所以少阴病提纲只此六字。

八十三、伤寒大法是先解表后攻里，而 124 条的蓄血证，为什么表证仍在，就以抵当汤攻之？

答：一是因为"脉微而沉"不是脉浮，病邪已无向外之机，亦即"沉为在里，不可发汗"之义。第二是因为抵当汤内全是血分药，不入气分，不至于使表邪继续内陷。三是因为其人发狂，病情已急不可待。但其所以也敢攻之的道理，主要是第一、二两条。

八十四、153 条的太阳病汗下之后，形成发热恶寒心下痞，表里俱虚，阴阳气并竭，复加烧针，因胸烦。在这种情况下，亦有治法否？

答： 这属于火逆证。118 条云："火逆，下之，因烧针，烦躁者，桂枝甘草龙骨牡蛎汤主之。"就是说火逆证有因先下后烧针而致成者，由于下过之后，里气已较为虚寒，这时再加烧针，阳热就不至于过亢，故可不发生惊狂。但下后伤阴，烧针又令火盛，却能使水火不交出现烦躁，应以桂枝甘草龙骨牡蛎汤养心镇静之剂治之。本条亦属火逆坏证，主证为烦躁，其成因是下后复加烧针。与118 条相合，所以桂枝甘草龙骨牡蛎汤正是对证方剂。

八十五、153 条的火逆坏证采用桂枝甘草龙骨牡蛎汤治疗，有把握否？

答： 这要看火逆之后变证的轻重如何。论中 6 条温病的证治中曾说过："若被火者，微发黄色，剧则如惊痫、时瘛疭，若火熏之。"最后又说："一逆尚引日，再逆促命期。"153 条所说的"面色青黄"，是黄中带黑，就是"若火熏之"的样子，153 条所说的"肤瞤"就是"如惊痫"，所说的"难治"和6 条指出的"促命期"，都提示医者，虽然有方，也不可麻痹大意。至于153 条所说的"今色微黄，手足温者易愈"和第6 条"微发黄色"一样，病情既已轻微，就不必多所顾虑了。

八十六、"四肢烦痛"为什么叫作太阴中风，怎样治疗？

答： "烦痛"是痛处兼有火露露、热辣辣的一种感觉。在外感病中出现烦痛，一般是夹湿的缘故。如《金匮要略》就提到"湿家身烦痛"，"关节疼痛而烦，名曰湿痹"。如果烦痛再兼见脉浮、发热或恶风等，便叫风湿。如174条的"身体痛烦，不能自转侧"，脉又"浮虚而涩"和175条"骨节疼烦，掣痛"，又"恶风不欲去衣"，都叫风湿相搏，就是证明。但是风湿相搏于太阳之肤表，是周身或周身关节疼烦，若周身不疼烦，仅仅是四肢疼烦，这就不得不撇开太阳而找到太阴。因为太阴行气于四肢，其气化又主湿，太阴之里湿由四肢与风邪相搏，就会出现四肢烦痛这一特殊症状。

"四肢烦痛"，对比伤寒系在太阴的手足自温，属于阳邪，故名太阴中风。

太阴中风的烦痛症状虽然局限在四肢，但其病理却和身体疼烦一样，都是风湿相搏，因此，其脉象也同样是浮虚而涩，这可以从太阴中风欲愈的脉象推测出来。论中提到太阴中风的欲愈脉象是"阳微阴涩而长"，那么未愈之时，阳脉不微，阴脉涩而不长，也正是浮虚而涩了。

因为浮则为风，涩则主湿，因此，它的治疗原则应当是祛风、化湿、镇痛。"太阴病，脉浮者，可发汗，宜桂枝汤"，再加入白术、附子扶阳化湿镇痛，治一身烦痛有效，治四肢烦痛也应当有效。

八十七、205 条既然是阳明病，又心下硬满，为什么不可攻之？

答："攻之"是指用大承气汤说的。硬满在心下，不在腹部，是宿食在胃而未入大肠，尚未形成燥屎或硬便，若用大承气汤，为病轻药重，故有"利遂不止者死"之戒。虽然也能

"利止者愈"，但此属侥幸，只有体质壮实者才能这样，其实不可取。

"不可攻之"，只是说禁用大承气汤，并不禁用小承气汤。因大承气汤峻下为攻，小承气汤和调胃承气汤缓下为和。如251条就说："烦躁心下硬，至四五日，虽能食，以小承气汤少少与微和之。"就是证明。

八十八、大青龙汤是不是表里双解之剂？

答： 由于麻黄、桂枝能解表，石膏能清里，所以有的注家便把大青龙汤解释为表里双解之剂，其实这样解释并不恰当。因为凡需要表里双解的，必须是表里同病，如果只是表有病，或者只是里有病，就不能用表里双解之法。大青龙汤的主症是脉浮紧、发热恶寒、身疼痛，病位是在太阳之表，其所兼见之烦躁，也并非病位在里，乃表邪郁闭过重，阳欲作汗而不能，扰于胸中所致。要解除这样的烦躁，关键不在于清里，而仍在于发表，所以条文中说："不汗出而烦躁者，大青龙汤发之。"

用发汗法解除表邪引起的内烦，论中并不少见。如"欲自解者，必当先烦"，"烦乃有汗而解"，"发汗已解，半日许复烦，可更发汗"等，都说明只要发汗，就可以除烦，不需要再加除烦的药物。大青龙汤证的烦躁，病理和治法也同样如此，只不过表邪和内烦都比前更重些，所以发表药也需要重些罢了。

不要把大青龙汤的药物配伍看得机械呆板，本方中麻桂与石膏，并不是分道扬镳，各行其是，而是取石膏配麻桂，变辛温为辛凉，以更有利于发越郁阳。

八十九、81 条明确提出服栀子汤的禁例是"病人旧微溏者，不可与服之"，可是 375 条的"下利后更烦"，为什么仍用栀子汤呢？

答：病人旧微溏是指平素有虚寒性腹泻证说的，栀子性味苦寒，虚寒证不宜服之。而 375 条是否为虚寒性腹泻呢？从"下利后更烦"的"更"字来看，是下利未止之时就有心烦一证，下利与心烦并见，肯定不是虚寒性下利，故不忌栀子。

九十、张仲景在《伤寒论》中不止一次地提示我们，表证兼有里实证的应当先汗后下，即使仅仅是面色缘缘正赤那样轻微的外邪怫郁在表，也要先解之熏之，之后，才可攻里。可是 90 条又说："本发汗而复下之，此为逆也。若先发汗，治不为逆。本先下之，而反汗之，为逆。若先下之，治不为逆。"这又不强调先汗后下，岂不自相矛盾？

答：先汗后下，是在表邪入里而表证未罢的情况下说的，根据《内经》"从外之内者，先治其外，后治其内"的原则，当然要先汗后下了。但是《内经》又说："从内之外而盛于外者，先调其内，后治其外。"这又提示我们：如果表证是从里证发展而来，又当先攻里，后发汗。这两段汗下的先后不同，似乎矛盾，但实质都是以原发病为本，继发症状为标，其汗下或先或后，都是治病必求于本的意思。所以，学习 90 条要重点领会"治病求本"这一主导思想。"本发汗""本先下之"两个"本"字，不要轻易地忽略过去。

九十一、你认为先下后汗是指病邪"从内之外而盛于外者"说的，但在《伤寒论》中最多见的是先汗后下证，而先下后汗证的条文并未见到，这是不是从理论上说，有可能由内之外，而从临床来说，则不易见到这样的病例？

答： 从临床来说，由内之外而盛于外者，确比由外之内而盛于内者为少见，但并非没有。如吴又可在《温疫论》中说："表里俱病，内外壅闭，既不得汗，复不得下。此不可汗，强求其汗，必不得汗，宜承气汤先通其里。里邪先去，邪去则里气通，中气方能达表，向者郁于肌表之邪，乘势尽发于肌表矣。"

我们且不引用后世的论述，就是在《伤寒论》中，先下后汗的情况也隐约存在于字里行间。如93条："太阳病，先下而不愈。"本条标明是"太阳病"，却首先用的是泻下法，下后未出现变证，却因里气疏通，形成郁冒。郁冒是里虚之人将要自汗的先兆，故得汗出而解。若不先泻下，里证仍实，想要郁冒自汗而解，大概是不可能的。这条先泻下后汗解的机制，和前面吴又可这段话基本上是一致的。

九十二、你认为91条的精神是强调治病必求于本，但是过去的注家们都说本条是提示治病要先急后缓，就是说，表证急于里证的，应当先汗后下，里证急于表证的，又当先下后汗，这是示人以权宜之计，兼之本条中已有过"急当救里""急当救表"之文，因此，我们认为用先急后缓解释本条，更为简明易懂。你同意吗？

答： 这首先应把《伤寒论》中的所谓"急"论证一下。《伤寒论》中除了91条有"急当救里""急当救表"之文以外，还有六急下、一急温，除此之外，再无所谓急。91 条是下利清谷，身体疼痛，这是里寒兼表，若不先温其里，径攻其表，使里寒更甚，必汗出而胀满。所以这两个"急"字仍是先温里后解表的常规治法，并非权宜之计。至于六急下，乃是对比当下诸证中此为最急。一急温，也只是说，急温比晚温好，是预防为急。显然都不是汗、下两法谁先谁后尚需选择的意思。所以这些"急"仍是常规治疗原则，而不是权宜之计。对于本条的治则，不从标本上考虑，只以缓急来考虑，是似是而非的。

我们之所以说以缓急论本条似是而实非，是因为它没有一个明确的标准。譬如二阳并病，仅仅是面色缘缘正赤，这急不急？如果说这不算急，为什么还要先解之熏之？又如"汗出谵语者，以有燥屎在胃中，此为风也"。燥屎已经形成，又出现了谵语，这急不急？如果说谵语这样的里证，比仅仅残留的汗出这样的外证为急，那么为什么不立即攻下，还要等到"过经乃可下之"？所以学习本条，还是以无可争辩的标本作解释为好。

九十三、研究和注解《伤寒论》的著作，在历代有代表性者，有哪几种？

答：本论在晋至隋唐时期，就我们现在所能见到的载有《伤寒论》内容的医籍，有《脉经》《千金翼方》及《外台秘要》等。这些书只是对本论原文作了辑录，而无注释。至宋代，研究本论者逐渐多起来，据现在可查的书目，约二十余种，惜多亡佚，现存者，不过七八种而已，其中有的还是后人从他书所引者辑佚而成。这一时期，对本论的著述有以下几个特点：一是将本论的原文与方剂，分类编成歌诀，在歌诀中夹杂有论述，如许叔微的《注解伤寒百证歌》、钱闻礼的《类证增注伤寒百问歌》等；二是对某些问题，各以类聚，以问答形式作专题讨论，如许叔微的《伤寒九十论》（分别论述了伤寒七十三证候，桂枝汤用赤白芍，伤寒慎用圆子药等二十二篇），朱肱《南阳活人书·伤寒百问》等；三是对本论未备之论、证、方，据《素问》《难经》《诸病源候论》《千金》《外台》及《太平圣惠方》等书以补入之；四是个别著作中还采录了前人之论述，如郭雍之《伤寒补亡论》中即采录了庞安时、朱肱、常器之等人之说。这些注家，在论述上各有侧重，如朱肱认为治伤寒须先识经络，对平脉辨证的重要性及各方主治病证等问题，作了一定的强调与归纳；韩祗和专门论述与分析本论的辨证用药；庞安时强调伤寒各证的主要外因是冬令之寒毒，但决定是否发病的主因是病人正气的强弱；许叔微则重视辨证，如云："伤寒治法，先要明表里虚实，能明此四字，则仲景三百九十七法，可坐而定也。"

金元时期，对本论的研究有两种情况：一是对某一问题作专题阐述发挥，如刘完素的《伤寒直格》、王好古的《此事难知》、王履的《医经溯洄集》等，这些著述，从辨证与治法上对本论作了比较深入地探讨与发挥；一是开始对本论按原顺序作全文注释，如成无己的《注解伤寒论》。

明代对本论全文注解的注家逐渐增多，其中有代表性者，如方有执的《伤寒论条辨》、王肯堂的《伤寒准绳》、陶华的《伤寒六书》。此时期之注解本有一共同特点，即从方有执开始，提出删伤寒例，将原文另行归类组合（实际此种设想，最早明确提出者，应为王履，最早采用此种归类法者，应为孙思邈），并在理论上创"卫中风，寒伤营，营卫俱中伤风寒"的太阳病鼎足而三的学说（此说源于王叔和、孙思邈、许叔微，以后完善于喻昌），对后世伤寒注家的影响很大。

清代，是研究本论的鼎盛时期，名家辈出，有代表性者，如继方有执之说的喻昌（《尚论》）、张璐（《伤寒绪论》《伤寒缵论》）、程郊倩（《伤寒论后条辨》）等，继成无己的张遂辰（《张卿子伤寒论》），以运气学说释本论之张志聪（《伤寒论宗印》）、张锡驹（《伤寒论直解》）、黄坤载（《伤寒悬解》），倡导以方证分类的柯琴（《伤寒来苏集》），以法归类的尤怡（《伤寒贯珠集》），以方归类的徐大椿（《伤寒类方》）等。其中尤以柯、尤二氏之著作，立论精湛，条目清晰，颇为学者所推许。

九十四、对后世有影响的《伤寒论》注家有哪几家？

答：历代对《伤寒论》加以注解或发挥者，不下数百家，其中立论较精，有独到见解，对后世影响较大者，有宋代许叔微的《伤寒百证歌》《伤寒发微论》《伤寒九十论》，朱肱的《南阳活人书》，钱闻礼的《类证增注伤寒百问歌》，庞安时的《伤寒总病论》，郭雍的《伤寒补亡论》。金元时期有成无己的《注解伤寒论》《伤寒明理论》。明代有方有执的《伤寒论条辨》，王肯堂的《伤寒准绳》，陶华的《伤寒六书》。清代有喻昌的《尚论张仲景伤寒论》，张璐的《伤寒缵论》《伤寒绪论》，吴谦的《订正伤寒论注》，张志聪的《伤寒论宗印》《伤寒论集注》，汪琥的《张仲景伤寒论辨证广注》，钱潢的《重编张仲景伤寒证治发明溯源集》，柯琴的《伤寒来苏集》，程郊倩的《伤寒论后条辨直解》，黄坤载的《伤寒悬解》，徐大椿的《伤寒类方》，尤怡的《伤寒贯珠集》，陈念祖的《伤寒论浅注》。

九十五、朱肱《南阳活人书》的特点是什么？

答：朱肱的《南阳活人书》，首设百问，继论方证，并对《伤寒论》未备之方证，如妇人伤寒、小儿痘疹等作了补充。全书对《伤寒论》从评脉辨证到各方主治病证，作了比较全面的阐发，徐大椿曾誉之为宋时能发明《伤寒论》的第一书。如云："此书以经络病因传变疑似，条分缕析。而后附以诸方治法，使人一览了然，岂非后学之津梁乎。"本书的不足处，是朱氏在发明伤寒即入阴经之寒性时，误将演变至阴经之热证牵合为一，竟以四逆汤施之于烦渴腹满、谵语囊宿之实热性，为王履、陶华等人所非论。

朱氏学术思想的特点是突出强调了经络，认为《伤寒论》之六经，即足三阳三阴六条经络，如云："治伤寒先须识经络，不识经络，触路冥行，不知邪之所在。"此种以经络释六经的学说，后继者有清代汪琥，汪氏在其所著的《张仲景伤寒论辨证广注》中云："伤寒之病，必传经络，则十二经之在手足者，不可不兼图也……伤寒之病，间用针刺，其法近世罕见，则热病之五十九穴，不可不兼图也。"又云："然仲景论伤寒，实本《素问·热病论》，仲景分六经，不出《灵枢·经脉》。"故其书首摘录上述二篇之文，并图注《灵枢》手足阴阳六经。

九十六、成无己《注解伤寒论》和《伤寒明理论》的特点是什么？

答： 成无己的《注解伤寒论》，首卷论运气，次为辨脉、评脉与伤寒例，再次为痉湿暍、三阴三阳脉证并治及霍乱、阴阳易、瘥后病，最后为汗、吐、下之可与不可。《伤寒明理论》则前论伤寒证候五十种，后论《伤寒论》之方二十首。成氏据仲景原序有"撰用《素问》《九卷》《八十一难》"等语，认为仲景的学术渊源于《内经》与《难经》，故其书对证与方的解释，悉本《内》

《难》之旨。本书特点，是持论平允，辨证比较清晰，且系现存的最早全文注解本，尽管有顺文注释之嫌，自相矛盾处亦时或有之，致遭方有执、陶华等人的非议，但还是可取之处居多，对研究《伤寒论》，在一定程度上起到了承前启后的作用，正如汪琥所云："成无己注解《伤寒论》，犹王太仆之注《内经》，所难者，惟创始耳。后人之于注，虽多所发明，大半由其注而启悟。"其说颇公允，故本书迄今仍被认为较好的注解本之一。成氏之学，后继者有张遂辰，他所著的《张卿子伤寒论》，悉依成氏之旧，间采张兼善、庞安时、李东垣、朱丹溪、王三阳、王肯堂、王文禄、唐不岩等人之说，认为这些注家的论点"虽不尽拘长沙辙迹，实深得长沙精义"。张氏对成氏的某些论点，亦不尽苟同，而加注纠正。

九十七、方有执的《伤寒论条辨》有什么特点？

答：方有执的《伤寒论条辨》首列"图说"，以别三阴三阳病的表里病位，次辨三阴三阳病脉并治，次辨温病、霍乱及瘥后劳复等病，次辨痉湿暍病及脉法，次辨汗吐下之可与不可，最后附本草抄及痉书。方氏是倡导从旧例中进行删编的开始者，企图从删编中以复仲景之旧（如云："曰伤寒论者，仲景之遗书也，条辨者，正叔和故方位而条还之谓也。"）。他在学术观点上，提出"卫中风，寒伤营，营卫俱中风寒"之太阳病鼎足而三的学说，对三阴三阳病的传变日数，认为只是一个次序，不可计日以限病，应以见证为准，如云："证见如经为诊，不可拘日拘经以胃病。"方氏之说，对后世的注家影响较大。

继方氏之说者有喻昌，他完善了方氏太阳病鼎足而三的论点，再后者，有张璐的《伤寒缵论》《伤寒绪论》，程郊倩的《伤寒论后条辨直解》，周扬俊的《伤寒论三注》，吴仪洛的《伤寒分经》及郑重光的《伤寒论条辨续注》。上述注家，虽分别在某些问题上有所发挥，但在基本论点上，仍依方氏。

九十八、张志聪的《伤寒论宗印》有什么特点？

答: 张志聪的《伤寒论宗印》，认为叔和编次，即仲景之旧，如云:"本经章句，向循条例，自为节目，细玩章法，联串井然，实有次第，信非断简残篇，叔和之所编次也。"故其书之编次，仍按原来顺序（但在其后期著《伤寒论集注》时，却又认为伤寒例与本论有矛盾，而删去之）。张氏在学术观点上，主张应以运气学说来释六经，如云:"三阴三阳谓之六气，天有此六气，人亦有此六气，无病则六气运行，上合于天，外感风寒，则以邪伤正，始则气与气相感，继则从气而入于经。"宗其说者，有张令韶之《伤寒论直解》，陈念祖之《伤寒论浅注》。与张氏之说相类者，还有黄坤载之《伤寒悬解》，全以五运六气来阐发《伤寒论》有关脏腑、经络、营卫等病变，如云:"立六经以治伤寒，从六气也。"

九十九、柯琴的《伤寒来苏集》有什么特点？

答: 柯琴的《伤寒来苏集》在编次上主张应分经论证，以证名篇。"起手先列总纲一篇，令人开卷便知伤寒家脉证得失之大局"，于每一篇之首，先列总纲，使人晓本经脉证之大略，然后再以证为主，各以类从其证，并以方名证（如桂枝汤证、麻黄汤证等），使每经各有主证主方，及类证类方，条理清晰，易用于临床。柯氏的注解，亦有其独特见地，如认为"仲景之六经，是经界之经，而非经络之经……夫仲景之六经，是分六区地面，所该者广，虽以脉为经络，而不专在经络上立说。"并认为"六经为百病之法，不专为伤寒一科，伤寒杂病，治无二理，咸归六经之节制。"他重视辨证，如在释 13 条云："此条是桂枝汤的本证，辨证为主，合此证即用此汤，不必问其为伤寒中风杂病也。"他批驳了方氏、喻氏之说，如云："大青龙汤，仲景为伤寒中风无汗而兼烦躁者设，即加味麻黄汤耳，而谓其伤寒见风，伤风见寒，因以麻黄汤主寒伤营，桂枝汤主风伤卫，大青龙汤主风寒两伤，曲成三纲鼎立之说，此郑声之乱雅乐也。"柯氏诸如此类的一些论点，语颇中肯，甚得后世的好评。

一百、尤怡的《伤寒贯珠集》有什么特点？

答： 尤怡的《伤寒贯珠集》，在编次上主张应以治法归类，故其书于每经先列出正治法（如太阳病之汗法，阳明病之清法与下法，少阳病之和解法等），然后根据各经病变之特异，分别列太阳病有权变法、斡旋法、救逆法、类病法；阳明病有明辨法；少阳病有权变法；太阴病有脏病法、经病法、俱病法；少阴病与厥阴病有清法、温法等，并将相应的条文，分别归并于诸法类中，认为这样可使诸法如珠之贯于全论。尤氏之归类法，分证清晰，论法明确，使病证的演变，各有法以为辨，读者可一目了然。

尤氏在注释中，亦多独特见解，如首篇云："寒之浅者，仅伤于卫，风之甚者，并及于营，卫之实者，风亦难泄，卫之虚者，寒亦不固，但当分病证之有汗无汗，以严麻黄桂枝之辨，不必执营卫之孰虚孰实，以证伤寒中风之殊。"

尤氏与柯氏虽在分类方法上不同，但有其共同特点，即编次应以能反映出仲景辨证论治大法为原则，较以前诸注家，确胜一筹，故二书被认为是学习《伤寒论》的较好参考书。

一百零一、徐大椿的《伤寒类方》有什么特点？

答: 徐大椿的《伤寒类方》主张不应依经立方，而应以方分证，如云:"仲景本论，乃救误之书，当时随证立方，本无定序。""于是不类经而类方，盖方之治法有定，而病之变迁无定，知其一定之法。随其病之千变万化，而应用不爽，此从流溯源之法，病无遁形矣。"该书将《伤寒论》之方分为十二大类，如桂枝汤类、麻黄汤类等，每类先定出主方，然后将同类之方归属之。"随以论中用此方之证，列于方后，而更发明其所以然之故……使读者于病情药性，一目了然，不论从何经来，从何经去，而见证施治，与仲景之旨无不吻合，岂非至便之法乎。"徐氏这种归类法，目的是使方以类从，证随方列，使人可按证以求方，而不必循经以求病，亦颇便于人们掌握，有一定的实用价值。